图解

手足对症按摩
一学就会

赵鹏　郑书敏　主编

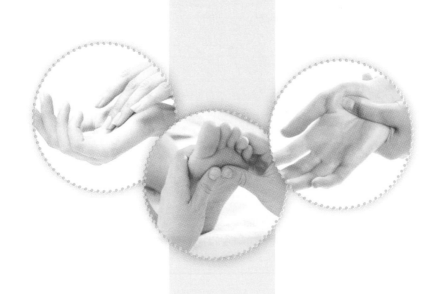

江苏凤凰科学技术出版社

足部按摩与气血流注

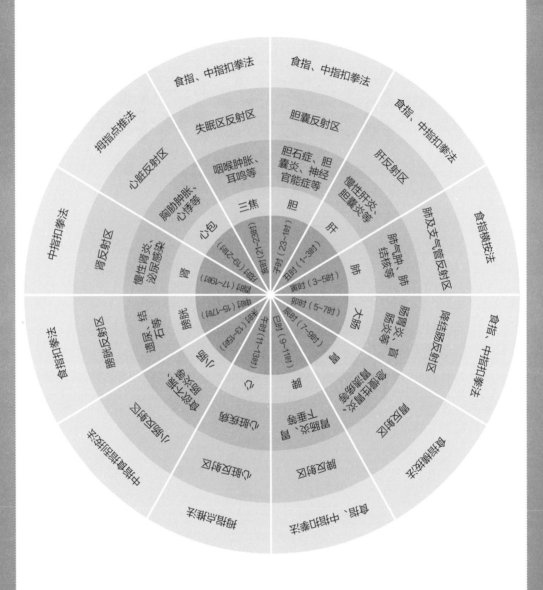

手背上的主要经穴

　　手背上分布的大量经穴，连接着身体各部位的器官，因而手可以反映出人体的健康状况。

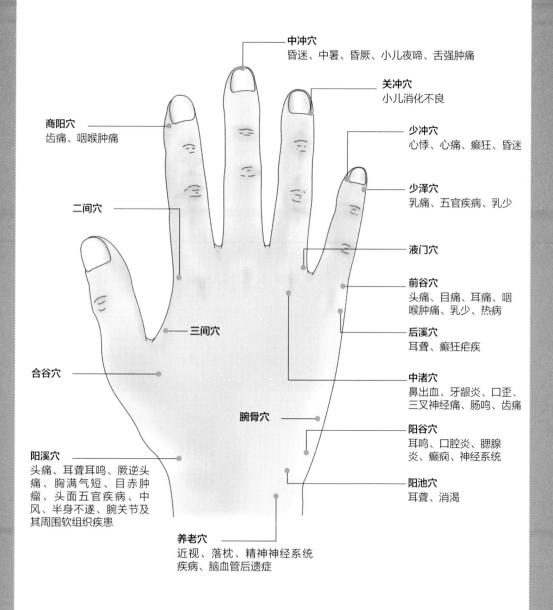

中冲穴
昏迷、中暑、昏厥、小儿夜啼、舌强肿痛

关冲穴
小儿消化不良

商阳穴
齿痛、咽喉肿痛

少冲穴
心悸、心痛、癫狂、昏迷

少泽穴
乳痛、五官疾病、乳少

二间穴

液门穴

前谷穴
头痛、目痛、耳痛、咽喉肿痛、乳少、热病

三间穴

后溪穴
耳聋、癫狂疟疾

合谷穴

中渚穴
鼻出血、牙龈炎、口歪、三叉神经痛、肠鸣、齿痛

腕骨穴

阳谷穴
耳鸣、口腔炎、腮腺炎、癫痫、神经系统

阳溪穴
头痛、耳聋耳鸣、厥逆头痛、胸满气短、目赤肿瘤、头面五官疾病、中风、半身不遂、腕关节及其周围软组织疾患

阳池穴
耳聋、消渴

养老穴
近视、落枕、精神神经系统疾病、脑血管后遗症

手指与经络及人体系统的关系简图

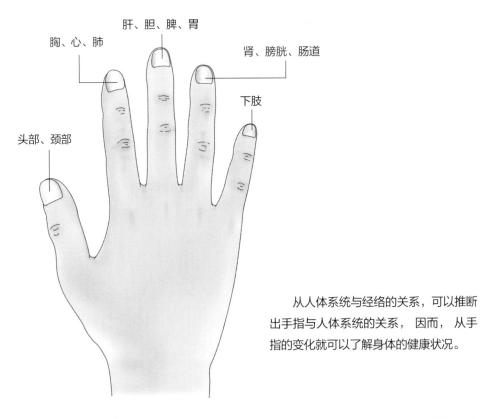

胸、心、肺

肝、胆、脾、胃

肾、膀胱、肠道

下肢

头部、颈部

从人体系统与经络的关系，可以推断出手指与人体系统的关系，因而，从手指的变化就可以了解身体的健康状况。

指甲九筹十区划分法

指甲的生长状况和形态会随时受到机体变化的影响，所以时常关注指甲的变化就可以了解身体的健康状况。

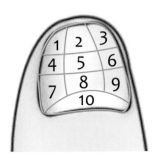

1、3区	肺
2区	心脏
4、6区	肝胆胰
5区	脾胃
7、9区	小肠、大肠
8区	肾脏、膀胱
10区	胞宫、精室、骨骼

常见的十种手纹

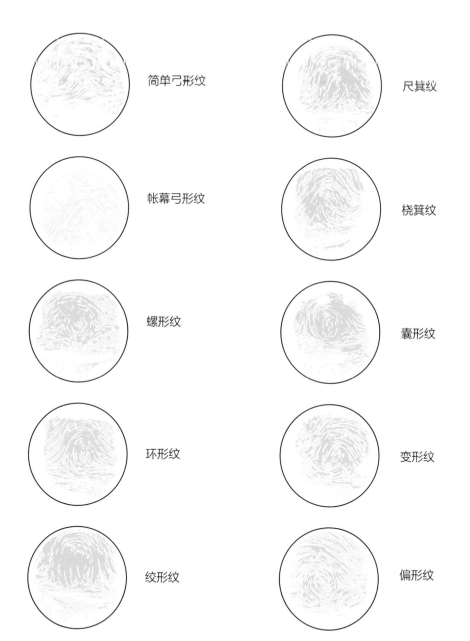

简单弓形纹

尺箕纹

帐幕弓形纹

桃箕纹

螺形纹

囊形纹

环形纹

变形纹

绞形纹

偏形纹

掌部脏腑反射区

这是掌部脏腑反射区图，参照此图，按图索骥，可以快速掌握各反射区的准确位置，配合适当的按摩技巧，可达到自我保健、防治疾病的目的。

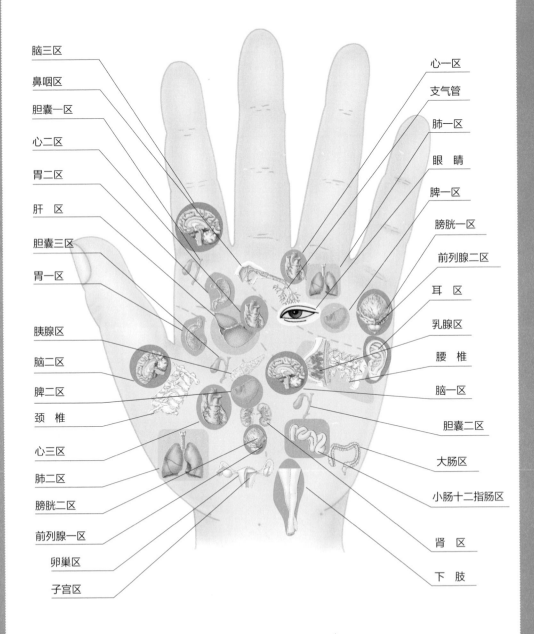

脑三区
鼻咽区
胆囊一区
心二区
胃二区
肝区
胆囊三区
胃一区
胰腺区
脑二区
脾二区
颈椎
心三区
肺二区
膀胱二区
前列腺一区
卵巢区
子宫区

心一区
支气管
肺一区
眼睛
脾一区
膀胱一区
前列腺二区
耳区
乳腺区
腰椎
脑一区
胆囊二区
大肠区
小肠十二指肠区
肾区
下肢

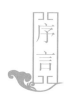
健康每一天，从按摩"手""足"开始

　　手诊手疗在中国已经有非常悠久的历史了。古人认为"面相不如身相，身相不如骨相，骨相不如手相"，"视其外，以知其内脏，则知所疾矣"，"有诸内，必形诸外"。这些都是古代医学家诊断疾病的重要方法。而现代医学认为："手是人的另一个头脑，它的行动举止几乎与大脑保持一致，其敏感性在人体的所有部位中是最强的。"所以西方的手诊专家们说"手是人类心灵的窗户"，中国也有相应的一句俗语——十指连心，这些都充分说明了手与内脏的关系。另外，手还是人体全身脏腑器官的完整缩影，所以，人体组织器官的病变均可在手的某些部位得以体现。

　　此外，手部有着大片的病理反射区，是神经的聚集点。一只手正反面有70多个病理反射区和治疗穴位，临床实践证明，对这些穴区进行按摩等刺激可治疗近百种疾病。只要准确地、不断地刺激按摩手部穴位相关的病理反射点，就能使内脏不断受到良性刺激，而逐渐强化其功能，进而达到祛病强身的目的。

　　所谓足疗，其实是一种非药物疗法，即通过对足部反射区和穴位的按摩刺激，调整人体生理机能，提高免疫系统功能，从而防病、治病、保健、强身。足部是人体经络循环中的重要组成部分，祖国医学早就有"上病取下，百病治足"的说法，即全身许多疾病可以通过足部治愈。足疗就是运用中医原理，集检查、治疗和保健为一体的无创伤自然疗法，包括足浴和足部按摩两个部分。足部是人体的"第二心脏"，如同人体的阴晴表，能够准确地反映出身体的健康状况。

　　足疗是一种古老而又新鲜的事物，它是我国传统医学的渊源和延伸。中国足疗源远流长，早在《春秋》《礼记》中就记载了以中草药煎汤熏、浸泡的"熏、蒸、浸、泡"疗法。"足是人之根，足疗治全身"，古时候神医扁鹊根据人们的生活习惯，发现了用中草药热水泡脚的祛病方法，据说这就是中药浴足、足疗的前身。足疗法在唐代以前就已出现。唐宋以后，虽被排斥于正统医学之外，但医书中仍有记载，如宋代的《圣济总录·神仙导引》中所云："以手扳脚梢，闭气取太冲之气。"清末，足疗法逐渐流传到欧美等国家，被称作反射疗法或区域疗法。足疗法是通过手法作用于足位体表的特定部位，以调节机体的生理、病理状况，达到驱病康复的目的。人的足部对系统或器官存在相应的反射区，对相应部位进行针刺或按摩，找出敏感点，即酸、麻、胀、痛点，就可做到对相应系统、器官疾患的治疗。做好足部按摩，可以缓解人体病变器官或系统的疼痛，甚至通过按摩治疗达到痊愈的理想效果。

足部按摩除了具有止痛、改善血液循环、消炎、消肿、镇静、调节神经兴奋性、调节内分泌功能、增强机体免疫功能、疏经通络等作用以外，它的美容功效也已经受到越来越多人的关注。今天，足部按摩作为一种有效的医疗保健方法，顺应了医学发展的潮流和方向。

● 关于本书

在体系上，本书分为上下两篇，上篇主要介绍了足疗的基础知识以及呼吸系统、心血管系统、消化系统、泌尿生殖系统、神经系统、妇产科、五官科、外科、皮肤科等疾病的足疗方法；下篇主要介绍了手疗的基础知识，以及循环系统、内分泌系统、泌尿生殖系统、运动系统、皮肤科、五官科、呼吸系统等疾病的手疗方法。在形式上，本书图文并茂地向您展现自我保健、自我治疗的方法，让您通过图解准确地找到需要按摩的穴位，对照反射区轻松地判断出病症的所在部位。按摩手足不可能包治百病，但会让您健康多一点。健康需要一点一滴地重视与积累，本书就是让您具备日常保健常识和更多自我保健意识的指南针，让您可以随时随地"为健康加油"。

在本书编写过程中，编者参阅了大量古书及现代报刊资料，并拜访了多位民间手疗足疗的医生及医僧。可以说编者是站在前人的肩膀上才能有此书的面世，在此感谢各位手疗、足疗的前辈，还要衷心感谢所有大力支持此书编写的医界同行及出版界的朋友。

Contents 目录 ▶

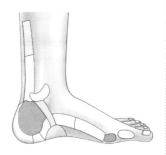

足部反射区

人体各器官和部位在足部都有着相对应的区域，可以反映相应脏腑器官的生理病理信息，这就是所谓的"足部反射区"。

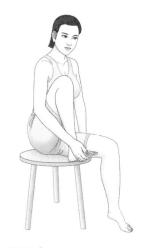

至阴穴

正坐垂足，将要按摩的脚抬起放在凳子上。脚趾斜向外侧翘起。俯身弯腰，同侧手末四指握脚底，掌心朝上，拇指弯曲，置于足小趾端外侧，趾甲角旁，则拇指指尖所在之处即是。

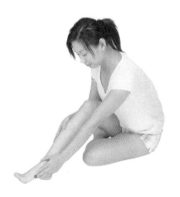

足疗治疗呃逆

在第一、二跖骨与第二、三跖骨足底缝隙中深推，推擦足底内侧。

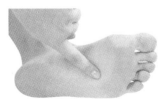

肾反射区

双足足底第二、三跖骨体之间，近跖骨底处（肾上腺反射区下一横指）。适用于各种肾脏疾病、水肿、风湿病、关节炎、泌尿感染、高血压、低血压、贫血、动脉硬化、静脉曲张、耳鸣、湿疹等。

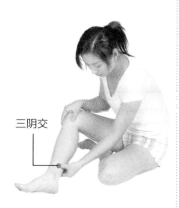

足疗治疗咳嗽

依次点按三阴交、太溪、涌泉、大钟、然谷、太冲、1号穴、7号穴、17号穴、29号穴等穴，各2～3分钟，力度中等。

三阴交

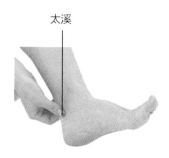

足疗治疗滑囊炎

点按太溪、申脉、仆参、解溪、复溜，金门、束骨、丘墟、中封等穴，各1～2分钟。

太溪

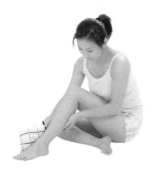

足疗治疗神经性皮炎

点揉三阴交、隐白、公孙、京骨、解溪、太溪、8号穴、11号穴、27号穴。在采用按摩疗法的同时，也可采用足浴疗法，即直接用有关药水洗患处，浴后充分擦干，患部避免过多的机械刺激。

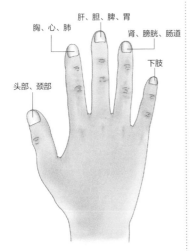

指甲与人体部位的对应关系

双手的指甲与人体部位有着一定的对应关系，根据这种对应关系就可以诊断出身体相应部位的健康状况。

第十一章　皮肤科疾病的足部保健按摩疗法

第十二章　其他常见病症的足部保健按摩疗法

第十三章　认识手疗

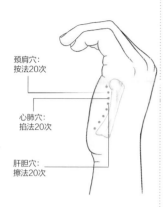

颈肩穴：
按法20次

心肺穴：
掐法20次

肝胆穴：
擦法20次

手疗治疗高血压

　　用按法、掐法、擦法分别按摩颈肩穴、心肺穴、肝胆穴各20次。

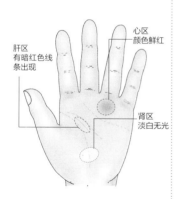

心区
颜色鲜红

肝区
有暗红色线
条出现

肾区
淡白无光

高血压病手部变化

　　心区颜色鲜红，肝部有暗红线条出现，肾区淡白无华，表明情绪急躁、易怒、有心悸头晕症状。

本章看点

- 足部按摩的适应证与禁忌证

  足部按摩适用于多种常见疾病的治疗和预防

- 足部按摩常用手法

  足部按摩的手法有一定的操作技巧，常用为"八字要诀"

- 足部反射区按摩手法

  按摩反射区手法以中医推拿为基础，共有 11 种手法

- 足部按摩相关事项

  足部按摩既有严谨的操作技巧，也有规律可循

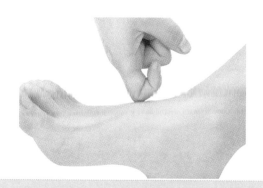

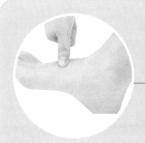

第一章
认识足疗

　　所谓足疗，其实是一种非药物疗法，即通过对足部反射区和穴位的按摩刺激，调整人体生理机能，提高免疫系统功能，从而达到防病、治病、保健、强身的目的。本章主要介绍足疗的基本知识以及常用的按摩手法，还有足部按摩的注意事项，包括按摩前的准备、按摩中的依循规律、按摩后的护理，最后还介绍了有关足浴的基本内容。

① 足部按摩的适应证与禁忌证

得益于前人的宝贵经验，经过长期而系统的探索实践，足部按摩在继承传统中医理论的基础上，根据人体经络学说、全息理论和现代反射区体系，结合人们的生理、心理特征，已经发展得越来越成熟。足部按摩疗法在广泛用于日常保健的同时，更作为一种有效的医疗手段，用于多种常见疾病的治疗及辅助治疗。

1. 内科疾病：

①呼吸系统疾病：急性上呼吸道感染、慢性支气管炎、支气管哮喘、肺炎、急性扁桃体炎等；②循环系统疾病：高血压、低血压、冠心病、心脏病、贫血、心绞痛、下肢静脉曲张等；③消化系统疾病：慢性胃炎、胃与十二指肠溃疡、慢性结肠炎、慢性肝炎、肝硬化、胆囊炎、胆结石、痔疮等；④泌尿系统疾病：慢性肾小球肾炎、泌尿系结石等；⑤代谢及内分泌系统疾病：糖尿病、肥胖病、甲状腺功能亢进症等；⑥神经系统疾病：脑动脉硬化症、脑血管意外后遗症、三叉神经痛、坐骨神经痛、神经衰弱、癫痫、焦虑症等。

2. 外科疾病： 肩周炎、颈椎病、慢性腰肌劳损、退行性脊柱炎、膝关节炎、腰椎间盘突出症等。

3. 肿瘤科疾病： 乳腺癌、肿瘤放疗与化疗反应等。

4. 皮肤科疾病： 痤疮、黄褐斑、脂溢性脱发、白发、湿疹、神经性皮炎、牛皮癣、斑秃、带状疱疹等。

5. 五官科疾病：

①眼科疾病：如老年性白内障、青光眼、近视眼、迎风落泪、老花眼等；②耳鼻咽喉口腔疾病：如慢性鼻炎、鼻窦炎、慢性咽炎、口疮、耳鸣、中耳炎、牙痛等。

6. 妇科疾病： 月经不调、痛经、闭经、功能性子宫出血、带下病、盆腔炎、更年期综合征、不孕症、性冷淡等。

7. 男性疾病： 遗精、阳痿、早泄、前列腺炎、前列腺肥大、睾丸炎、附睾炎、男子不育症等。

8. 儿科疾病： 小儿厌食症、小儿遗尿、小儿惊风、小儿营养不良等。

9. 老年疾病： 冠状动脉硬化、帕金森、中风后遗症、半身不遂等。

足部按摩的禁忌证

　　足部按摩用于治疗和辅助治疗多种疾病，对于预防保健也是非常安全有效的方法，但是不可以乱用，有些特定人群建议最好不要接受足疗。

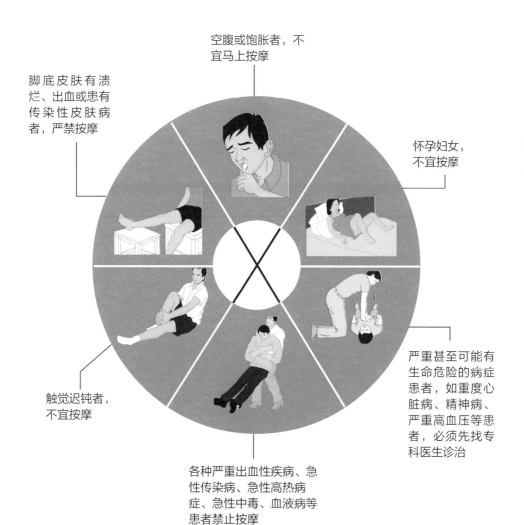

空腹或饱胀者，不宜马上按摩

脚底皮肤有溃烂、出血或患有传染性皮肤病者，严禁按摩

怀孕妇女，不宜按摩

触觉迟钝者，不宜按摩

严重甚至可能有生命危险的病症患者，如重度心脏病、精神病、严重高血压等患者，必须先找专科医生诊治

各种严重出血性疾病、急性传染病、急性高热病症、急性中毒、血液病等患者禁止按摩

② 足部按摩常用手法

掌握好足部按摩的手法，对于临床效果具有不可估量的意义。在临床上，为了追求最佳的按摩效果，对按摩师的操作技巧也有一定的要求。下面将对按摩操作技巧要求的"八字要诀"和常用的足部按摩手法进行分别介绍。

● "八字要诀"

概括地讲，足部按摩手法的操作要求有一个"八字要诀"：持久、有力、均匀、柔和。

"持久"是要求按摩者须将按摩动作持续一段特定时间。如果按摩时间过于短暂，会让疗效大打折扣。手法运用的持久性必须经过一定的训练才能达到。

"有力"是指操作时应具备一定力量，不能软弱无力，否则达不到治疗目的。不同部位和不同病症，用力也会有区别。因此要学会适当、有效的用力方法。

"均匀"是指操作时要注意动作节律稳定，力量协调，使受力者感觉良好，才能达到很好的治疗效果。如果用力不均匀，患者不仅感觉不好，甚至还会疼痛，烦躁不安，肯定会大大影响疗效。长期实践是实现手法均匀的必要条件之一。

"柔和"是指操作手法软而不浮、重而不滞、恰到好处。切忌用蛮劲或生硬粗暴，而且动作变换的过程要协调。

持久、有力、均匀和柔和是手法按摩最基本的要求，需要在长期实践和不懈的锻炼中不断学习和体会才能正确掌握。下面介绍在足部按摩中常用的各种操作手法，可根据情况具体灵活应用。

● 足部按摩的特点

①	足部按摩仅着力于足部
②	因为足部的面积比躯干、头颈以及四肢的肩、臂、髋、股等部位的面积小，所以按摩的着力点也小。一般操作时只用手指，而整个手掌或手掌的大鱼际、小鱼际，腕部、肘部等都用不上
③	足部按摩的操作手法比一般按摩更为细腻，技术含量更高
④	足部按摩具有自己独有的特点，但总的来说，足部按摩的手法继承了中国传统按摩手法的特点，两者在实际操作中有很多值得互相借鉴的地方

足部按摩手法展示

点法 ① ② 按法

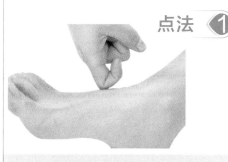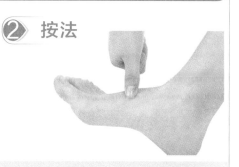

要求：用拇指指端、拇指的关节、食指关节点压穴区。

要领：准确有力、不滑移，力量调节幅度较大。

适用：多用于急症、痛症、骨缝处的穴区和用力较大而区域较小的穴区。

要求：用拇指指端或者指腹垂直平压皮肤。

要领：着力点要紧贴皮肤，不可移动。用力由轻而重。

适用：用于较开阔的穴区，治疗有关慢性疾病。

推法 ③ ④ 揉法

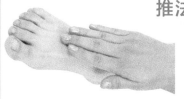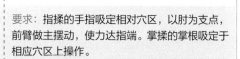

要求：用掌或指单向直线移动于一定穴区。

要领：紧贴皮肤用力稳健，速度缓慢均匀，在同一层次上推动。

适用：用于施治区域为脚底纵向长线之时，能够治疗虚寒及慢性病痛。

要求：指揉的手指吸定相对穴区，以肘为支点，前臂做主摆动，使力达指端。掌揉的掌根吸定于相应穴区上操作。

要领：压力要轻柔，动作协调，有节奏感。

适用：用于体表或开阔穴区，治疗慢性病症、虚症、劳损性疾病等。

拇指捏压法 ⑤

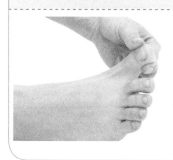

要求：拇指、食指夹住相应穴位，两指相对做搓揉动作。

要领：动作灵活、节奏快而均匀，有一定的持续时间。

适用：用于手指和脚趾小关节的局部不适症。

掐法 ⑥　⑦ 摇法

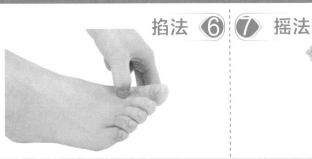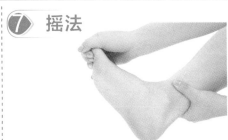

要求：用手指顶端甲缘重刺激穴区，多用拇指和其他手指配合操作。

要领：逐渐加力，时间短，不要掐破皮肤，之后再用揉法缓解不适。

适用：多用于癫狂发作及神经衰弱时需治疗的狭小穴区。

要求：以关节作均匀的环转运动。

要领：动作缓和，用力稳健，在生理范围之内摇动。由小到大，由快到慢，不僵不滞，灵活圆转。

适用：用于指、趾及踝、腕等穴区，治疗慢性病、老年病和局部伤痛。

擦法 ⑧　⑨ 摩法

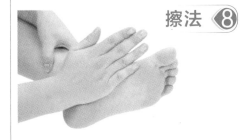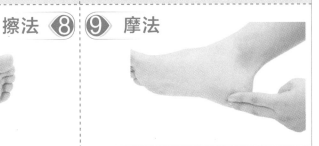

要求：用掌部附于一定穴区，紧贴皮肤进行快速直线运动。

要领：腕关节自然伸直，前臂与手水平，着力不滞，迅速往复。

适用：用于脚底各部，顺骨骼走向运动，治疗虚寒症、精神性疾病。

要求：用指腹附着于一定穴区，以腕同臂摆动，作顺时针或逆时针环形摩动。

要领：动作轻柔，速度均匀协调，频率要快一些。

适用：用于脚底部较开阔穴区，治疗老年疾病、寒症、虚症等。

拔法 ⑩

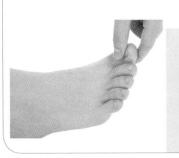

要求：固定脚底对应关节一端，牵拉另外一端。

要领：用力适度，均匀迅速。动作灵活和谐，要沿关节连接纵轴线用力一致。

适用：用于脚部各关节。

踩 法 ⑪

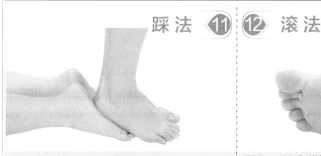

要求：用足踩压作用于足底部穴区。

要领：注重节律，不能重滞，视情况加力。

适用：用于足底部的广泛区域，特别是前足底和足趾，治疗脑血管病、周身疲乏疼痛。

⑫ 滚 法

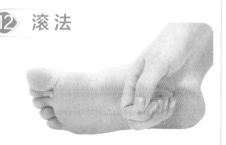

要求：手部各掌指关节略曲，以掌背指侧部位贴于治疗部位，有节奏地作腕关节的屈伸和前臂旋转的协同动作。

要领：手法吸定的部位要贴紧皮肤，不能拖动或跳动。压力、摆动幅度要均匀。

适用：用于足背、足底面积较宽处。治疗风湿疼痛、麻木不仁、肢体瘫痪等症。

捏 法 ⑬

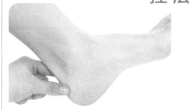

要求：用大拇指与食指、中指（或其余四指）夹住肢体，相对用力挤压。

要领：在做相对挤压动作时要循序而下，均匀而有节律性。

适用：用于整个足部或腿部，具有舒筋通络、行气活血的作用。

⑭ 拿 法

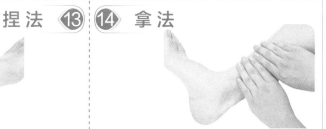

要求：大拇指和食指、中指（或其余四指）相对用力，在一定部位或穴位上进行有节律性的提捏。

要领：用力要由轻而重，不可突然用力，动作要缓和而有连贯性。

适用：用于足部、踝部及腿部的放松治疗。

拨 法 ⑮

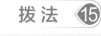
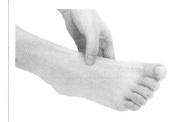

要求：用大拇指指端或指腹吸定皮肤，横向肌肉或肌腱进行点推动作。

要领：手法吸定部位不能在皮肤上移动，用力要由轻而重，沉稳而渗透。

适用：用于风湿疼痛和肌肉、韧带粘连或扭伤的后期治疗。

③ 足部反射区按摩手法

　　在了解了传统按摩常用手法的基础上，进一步掌握足部反射区的按摩手法，可以帮助我们取得更佳的治疗效果。以下是在总结传统中医推拿按摩技巧的基础上，整理出的11种基本足部反射区按摩手法，可根据情况具体灵活运用。

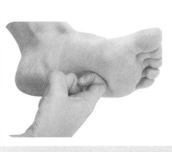

❶ 食指横按法

　　一只手持足部，另一只手握成拳状，食指微微弯曲，以食指第二指关节背侧面为着力点，进行由轻渐重的按压。本手法适用于足部胃、胰、十二指肠、斜方肌、肺及支气管等反射区。

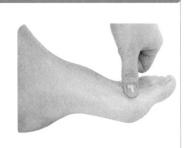

❷ 拇指点揉法

　　以拇指指端为着力点，作用于足部反射区做点揉的动作，用力要由轻渐变重，沉稳地渗透。本手法适用于足部腹股沟、肋骨、牙、上颌、下颌等反射区。

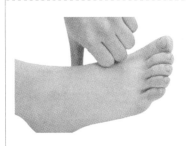

❸ 食指扣拳法

　　一只手持足部，另一手握成拳状，食指微曲，拇指要固定，以食指近节指间关节为着力点，压刮在反射区上。适用于足部肩关节、三叉神经、肾上腺、肾、输尿管、膀胱等反射区。

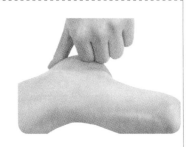

❹ 食指压刮法

　　一只手持足部，另一手握成拳状，食指微微弯曲，拇指要固定，再以食指第二节内侧和第一关节顶点为着力点，进行由轻渐重的压刮。本手法适用于足部外侧尾骨、内侧尾骨等反射区。

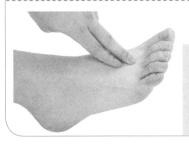

中食指捏压法 ❺

　　中指指端相佐、食指指端施力捏压，以双指的指端或指腹为着力点，用由轻渐重的力度均匀沉稳地作用于足部反射区上。本手法适用于足部咽喉及气管、食管、胸部淋巴结、内耳迷路等反射区。

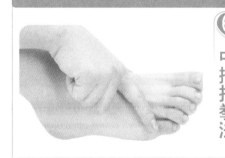

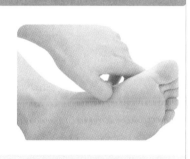

⑥ 中指扣拳法

一只手握成拳状，中指微微弯曲，拇指要固定，以中指的近节指间关节为着力点，压刮在足部反射区上。本手法适用于足部肾上腺、肾、输尿管、膀胱、三叉神经、大脑、眼、耳、脾、横结肠、降结肠、肝、胆囊、上身淋巴结、下身淋巴结、膝、盲肠、回盲瓣等反射区。

⑦ 单拇指点竖刮法

以右手拇指点第一指关节顶点处为着力点，先轻按，后力度渐渐加重，最后平稳均匀地作用于相对应的足部反射区上。本手法适用于大脑、额窦、斜方肌、肺、生殖腺等对应的足部反射区。

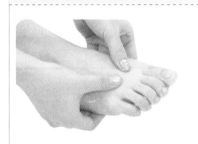

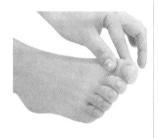

⑧ 双拇指点推按法

以双手拇指指端为着力点，同时作用于相对应足部反射区上，用力只需中等，重要的是要平稳均匀。本按摩手法适用肩胛骨、胸、腹腔神经丛等对应的足部反射区。

⑨ 拇食指钳压法

拇指指端相佐，食指指端施力钳压，以食指第一指节侧面及拇指指端为着力点，由轻渐重、均匀沉稳地作用于足部反射区上。本手法适用于足部颈椎、甲状腺等反射区。

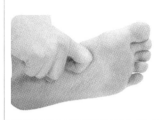

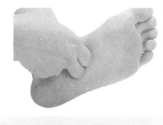

⑩ 食指钩拳法

单手食指弯曲，形如钩状，以食指第一关节外侧缘为着力点，用由轻渐重的力度均匀沉稳地作用于足部反射区上。本手法适用于足部生殖腺、子宫或前列腺等反射区。

⑪ 中食指刮按法

中指与食指弯曲并拢，以双指第一指关节顶点为着力点，用由轻渐重的力度均匀沉稳地作用于足部反射区上。本手法适用于小肠等相应足部反射区。

④ 足部按摩相关事项

　　结合前人的理论和实践，我们认识到足部按摩是有一套严格的流程的，每一个环节都有一定的规律可循。按规律严谨地操作，能使足部按摩达到最佳的效果。本节将对相关知识作具体的介绍。

● 足部按摩前的准备

　　在进行足部按摩之前，按摩者和接受按摩者都要进行充分的准备。

● 按摩者的准备

　　1. 在进行按摩前，应对接受按摩者的病情和全身情况有充分的了解。这需要详细了解其病史并仔细检查诊断。

　　2. 让接受按摩者充分放松。如果对方过分紧张或疲劳，强行施用按摩术，不仅达不到目的，反而可能会损伤其身体。

　　3. 对于待按摩部位，需要充分暴露，观察是否有皮肤溃疡、擦伤等。

　　4. 为了利于操作，按摩环境要保持光线明亮、环境舒适、通风良好、清洁干净等。

　　5. 对初次接受按摩治疗的患者，应注意其心理特点，耐心解释每项操作的方法和意义，争取患者的最大配合。

　　6. 整个操作过程要有节奏，应由慢到快、由轻至重，循序渐进。

● 接受按摩者的准备

　　1. 尽量地与按摩者配合，向按摩者详细提供自己的病史，并将自己的症状尽量详尽地告诉按摩者。

　　2. 按要求完成术前浸泡等预备程序。

　　3. 对按摩治疗有一定的心理准备，认真听取按摩者对治疗方法和过程的描述，并在操作中尽量与按摩者配合。

　　4. 当按摩者不适宜进行按摩治疗时，须根据情况向其他专科医生求治，切勿耽误病情。

设置按摩时间的注意事项

对于足部按摩的时间设置，可根据病情和具体情况而定。其目的在于使患者达到最佳的治疗效果。下面是一些具体要求。

按摩总时间

一般在半个小时左右。如病情复杂或病症较重，可适度延长至40分钟。时间太短达不到治疗效果，过长则易引起疲劳。

按摩总次数

要根据具体情况判断，因为影响疾病治愈的因素很多，如患者病情轻重、病史长短，患者自身对该治疗方法的反应及效果等。

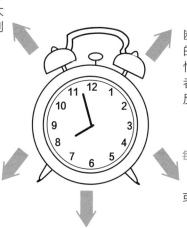

按摩反射区时间

主要根据病变反射区的变化而调整。主要病症反射区，手力按摩5~15分钟，对于踏板按摩，则一般为5分钟。

每日按摩的次数

如条件允许，以2次或3次为佳。

按摩最佳时间

睡前30分钟以内。

足疗治病小贴士之"望足疗病"

足部保健按摩的望诊，古人称为"观趾法"。主要指通过观察足的外形及足底的关节活动诊断病症。这里将一些常见脚底异常的诊断方法记述如下，仅供参考。

足大趾水肿者	有高血压或糖尿病
足大趾翘起者	有肝胆疾病
第二趾隆起者	有胃部疾病
第四趾翘起者	有便秘、风湿等病症
走路拖脚者	有脑动脉硬化症
脚趾甲变形者	有头部异常症
踝部水肿者	有肾脏或循环系统方面的病症

特别注意　在足部相应反射区如果发现有淤血、变色或水肿等异常情况，则其相对的脏器或部位有可能有异常病症。

● 足部按摩时应依循的规律

根据人体病理解剖的规律，要求我们在按摩治疗的实际操作过程中，遵循一定的步骤，循序渐进，才可以收到预先期望的效果。

1.在刚开始足部按摩操作时，必须先按摩患者的排泄器官反射区5分钟左右。因为按摩能促进体内各种新陈代谢，使有害物质迅速进入泌尿系统，并使这些物质从这个系统中排泄到体外，而不妨碍体内循环。

2.大脑是人体中央的管理控制部门。大脑及其反应区形成对应的指挥关系，所以在一般情况下，按摩者应当重视大脑反射区的按摩。

3.胃肠道在人体中的功能是吸收各种营养物质，并把废弃物质排出体外，从而供给全身多种营养成分。在发现部分区域敏感的情况下，应注意双脚的胃、十二指肠、胰腺和大小肠反射区，各用3分钟左右的时间进行踏板按摩。

4.对人体淋巴结的按摩，能够促进淋巴系统的各淋巴细胞迅速消灭体内的有害物质，随着淋巴液的循环而移至排泄系统。所以在实际操作中，应把双脚中有关淋巴结的反射区，也适度地进行按摩，达到调节整体免疫功能的目的。一般的手力按摩时间为2分钟。

上述各器官反射区，在确诊结果无疼痛感时，一般可以不按摩。

● 按摩后的护理

足部按摩除了具有活血止痛、改善循环、增强免疫、疏经通络等作用以外，它的美容功效也越来越受到更多人的关注。足部按摩后的护理除了巩固疗效外，对美容的作用也是不言而喻的。

1.清洁：浸泡双足可以使死皮渐渐软化，皮肤湿润光滑，应保持舒适的水温。浸泡后，用小刀把趾部已经软化的死皮慢慢刮掉，动作要轻，避免用力过大，伤害皮肤。足部的结构和皮肤相对比较特别，可以使用足部脚擦、脚形清洁刷等清洗指缝，再用天然浮石去除多余死皮、脚垫，光洁的足部才可以将养护成分吸收得更彻底。

2.爽足：对于有病症的双足，不妨使用一些有针对性的护理产品，例如足浴露、除臭防菌浴盐、除臭防菌喷雾、清凉薄荷爽脚粉、美足清爽足部喷雾、止汗除臭足部喷雾等。

3.足膜：清洁后可以轻轻敷上足膜，特别的补水护理能使足部皮肤晶莹娇嫩，是足部美白的飞跃点。敷足膜时，从脚趾到足踝，要保持方向一致，时间以15分钟为宜，最后用清水洗净，根据足部皮肤的干燥程度选择适宜的乳液擦拭即可。

4.防护：脚部在过量的运动以及高跟鞋的伤害下，很容易受到损伤。日常生活中也要做好足部的防护工作：使用舒适鞋跟、护理脚部的护垫可以减轻鞋子对脚的伤害。尤其在冬季，双脚有可能因为寒冷而遭到伤害。在双脚被冻之后，涂上含有凡士林成分的药膏，第二天即可恢复。

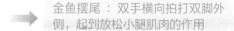

经典的足部保健按摩十大步骤

含苞未放：把脚擦干，之后涂抹润肤油 → 金鱼摆尾：双手横向拍打双脚外侧，起到放松小腿肌肉的作用

仙鹤展翅：双手在脚背处上下搓热整个脚部，起到循环血液的作用 ← 隔墙有耳：双手握住一只脚，向内稍用力挤压

细水长流：点住脚心轻压，有助于身体排泄废物 → 蜻蜓点水：轻刮足大趾，能够改善头痛头晕，有助睡眠 → 火烧连营：中指、食指关节按压脚底穴位，能够缓解胸闷症状

排山倒海：双手交错按压脚背与脚心 ← 重于泰山：双手轻轻挤压脚侧，能提高人体的免疫力 ← 仙人指路：食指轻刮脚趾，达到舒筋活血的作用

足疗治病小贴士之"听足疗病"

　　足部保健按摩的闻诊（听诊），主要是指通过人行走的节奏及脚步声来诊断对方的健康状况。这里将一些常见听诊方法记述如下，仅供参考。

脚步较快有规律者	一般性格开朗，聪明灵巧	最常见的健康型
脚步声缓慢而低沉者	典型的满腹心事、情绪不安的人	如果长期心情抑郁，将会导致各种身心疾病
脚步声沉重而且十分费力者	绝大多数人手脚和脚膝有虚症	
脚步声杂乱亦无规则者	身体的某个方面一定有什么病症，要特别留意健康状况，必要时问医治疗	

第一章　认识足疗

27

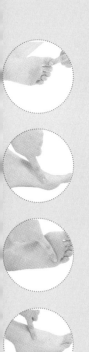

本章看点

● 足部功能与解剖学特点
  解剖足部结构，对了解足部功能有辅助作用

● 足部经穴分布
  足部穴位分布可以帮助直观了解穴位知识

● 足部奇穴分布
  详细介绍足部主要奇穴的位置和适应证

● 足部反射区
  找到相应的足部反射区进行正确的按摩，对疗效有决定作用

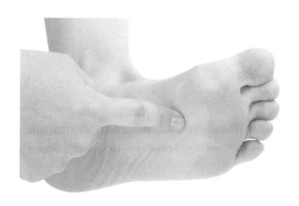

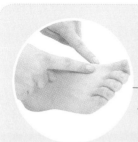

第二章
认识足部穴位及反射区

　　足部的组成结构有脚底、脚背、脚外侧、脚内侧、足弓。人体足部共分布着十二正经中六条经的部分经穴，包括传统经穴和奇穴两种，其中传统经穴33个，奇穴74个。本章主要介绍这些足底侧经穴和奇穴、足背内外穴以及足部反射区的位置及其适应证，按摩时要注意敏感点和手法的正确、细致，才能使按摩产生良好的疗效。

⑤ 足部功能与解剖学特点

人的足部是人直立行走的重要器官，在行走和奔跑时，足部在保持人体直立姿势的同时还要适应不同的道路状况，这就对足的解剖结构和功能提出了特殊的要求。

● 足部结构

人的足部结构精妙，足骨有26块（7块跗骨，5块跖骨，14块趾骨）。灵活自如地行走、奔跑，是人类经过不懈努力才获得的能力。各足骨之间靠关节、韧带紧密地连接，来完成足部的承重和踝关节屈伸等活动。足部有丰富的血液循环系统，通过灵敏的神经感受器，能快速将神经冲动输入大脑，通过大脑的分析、判断，再经过神经传送，调节身体状态，以适应环境。

为适应直立行走和承重的需要，足底分布有足掌垫和致密的上皮组织及相当厚的脂肪层，这些都有助于减缓行走、奔跑时的震荡。概括地讲，足部主要包含以下几部分结构。

脚底：又称足掌、脚板等，位于身体的下肢部位最末端，是最直接接触地面的部分。脚底着地时，前掌、后跟、外侧缘三点着地支撑身体，决定一个平面，具有稳定性。

脚背：又称足背，是与脚底相对应的平面。脚底在下，脚背在上，脚底和脚背共同构成了足部。脚背常呈斜坡形，由足颈逐渐向下延伸至足趾。人们通常经过对脚背的特殊训练，来达到延伸腿部肌肉的作用；经常搓揉脚背，也可促进人体血液循环。

脚外侧：位于人体下肢部位的足部，是与大腿外侧平行的侧面部位。脚外侧有脚踝骨，即小腿与脚部位之间的左右两侧的突起。人体立于地面时，脚的外侧缘会先着地。

脚内侧：位于人体下肢部位的足部，是与大腿内侧平行的侧面部位。脚内侧有脚踝骨，即小腿与脚部位之间的左右两侧的突起。人体立于地面的时候，内侧缘是空虚的。

足弓：脚内侧可见脚部明显的弓起的空虚部分，也就是足弓，是人类特有的身体结构，是人类进化的产物，也是人与动物最重要的区别之一。足弓包括纵弓和横弓。足弓的存在使足部具有弹性，可以减轻人行走、跑步及负重时，地面对人体的反冲力，并且可以减缓运动时对人体内脏器官的震荡，以免受伤，同时对足底的神经血管也起到了一定的保护作用。

足部小知识

人的足部由26块骨骼组成。它们之间靠关节、韧带紧密地连接，来完成足部的承重和踝关节屈伸等活动。在日常行走和奔跑时，保护好自己的双脚不仅有益于足部的健康，还对整个身体都有益。

足部的骨骼

1. 侧面观

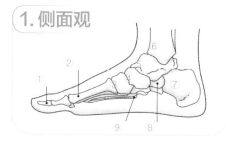

2. 上面观

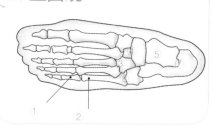

①趾骨　②跖骨　③楔骨　④舟状骨
⑤距骨　⑥胫骨　⑦跟骨　⑧骰骨
⑨第五跖骨粗隆

保护足部的走路方式

1. 脚跟最先接触地面

2. 让脚拇指根部和脚掌内侧着地

3. 连同脚趾头全掌一起着地

4. 将重力集中到脚趾指根部，迈出步伐

让足部舒服的鞋子

鞋子内部要有让脚拇指活动的空间

首先鞋子要轻巧，不要太重，其次鞋码大小要合适，避免在走路的时候出现脚后跟离鞋的情况。

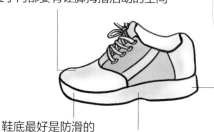

脚跟以1~3厘米的高度最佳

鞋底最好是防滑的

脚弓位置有向上的弧度

● 足部穴位

足部虽然位于身体最远端，事实上却与人体头部及身体各内脏器官存在着密切的联系。通过对足部的皮肤电位测试发现，足部与手部及头部的皮肤电位反应十分相近。这说明三者存在着很大的共通性和紧密的联系。

人体足部分布着十二正经中六条经的部分经穴。在中医经络理论中，与足紧密相关的经络有：足阳明胃经、足太阳膀胱经、足少阳胆经、足少阴肾经、足厥阴肝经和足太阳脾经。足部共有33个传统穴位。

经穴：分布于十二经脉和督、任二脉循行路线上的穴位，又称为十四经穴，经络与皮肤交会之处即是经穴所在，是腧穴的主体部分。十二经脉左右各有一条，故十二经脉上的腧穴都是左右对称，一个穴名有两个穴位；任、督二脉是"单行线"，任、督二脉上的腧穴是单穴，一个穴名只有一个穴位。经穴在《内经》时共有160个穴名，清代李学川的《针灸逢源》定经穴361个，并延续至今。经穴分布于十四经的循行路线上，故与经脉的关系密切。中医认为经络是人体全身气血运行的通路，内脏若有疾病，在身体表面上的相关部位会有所表现，呈现异状。

足部的奇穴分布是人类长期实践总结的结果，具有十分重要的临床意义。足部的奇穴共有74个。

奇穴：未能归属于十四经脉的腧穴，它既有固定的穴名，又有明确的位置，又称"经外奇穴"，简称"奇穴"。奇穴主治范围比较单一，多数对某些病症有特殊疗效。包括即球后、上迎香、翳明、定喘、腰、眼下、腰痛点、外劳宫、阑尾、胆囊、内膝眼和膝眼等48处位置的经外奇穴已于1987年汉城会议和1989年日内瓦会议上通过。

奇穴被确认的标准为：①该穴位被广泛使用；②该穴位对临床有效；③有很明确的解剖位置；④若一个奇穴与已存在的穴位同名，必须加上一个前缀。

人体经络系统的组成

经络系统总体上是由经脉和络脉组成，其中又可以细分为若干种，具体如下：

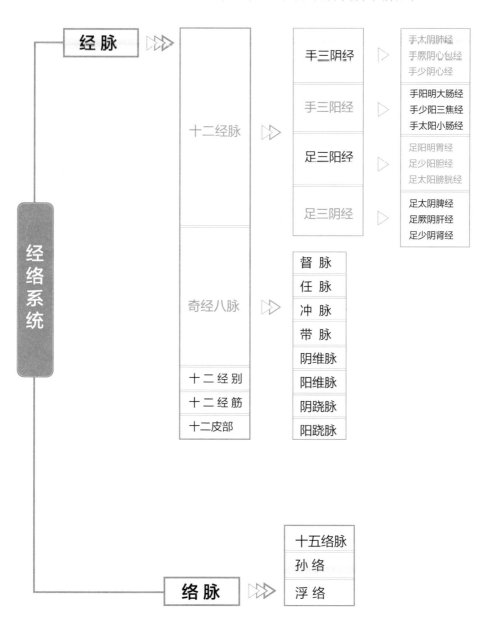

⑥ 足部经穴分布

本节用详细图文帮助大家具体了解人体足部的33个经穴。

● 涌泉

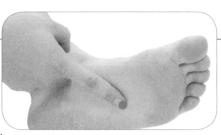

位置：足掌前1/3，翘趾出现"人"字凹陷处。足纵向正中线前上3分点处。

适应证：昏厥，惊风，咽喉肿痛，口干，腹泻，足干裂，休克，高血压，中风，中暑，失眠，心悸，晕眩，头痛，小便不利，大便难。

● 然谷

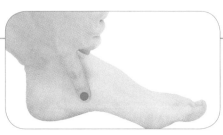

位置：内踝前下方足舟骨粗隆前下缘凹陷中。

适应证：月经不调，咯血，遗精，阴痒，小儿脐风，消渴，足附肿，咽喉与心肺疾患，口噤。

● 太溪

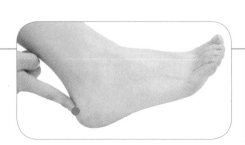

位置：内踝与跟腱连线的中点凹陷中。

适应证：牙痛，耳鸣，消渴，咽肿痛，咯血，月经不调，腰痛，尿频，失眠，哮喘，心绞痛，遗精，阳痿，肾炎，脱发，膀胱炎。

● 大钟

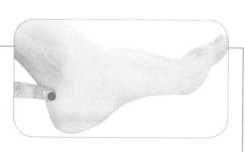

位置：太溪穴下0.5寸稍后，跟腱内缘。

适应证：月经不调，咯血，遗精，痴呆，癃闭，遗尿，便秘，气喘，腰痛、足心痛。

● 照海

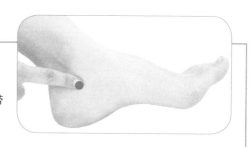

位置：内踝高点正下缘凹陷中。

适应证：咽干，月经不调，阴挺，带下，癃闭，失眠，癫痫。

● 水泉

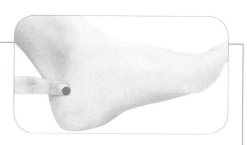

位置：跟骨结节侧上缘中，即太溪穴直下1寸处。

适应证：近视，月经不调，子宫下垂，膀胱炎，尿道炎。

● 隐白

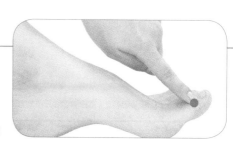

位置：足大趾内侧趾甲根角旁约0.1寸处。

适应证：腹胀，月经过多，癫狂，急性肠炎，消化道出血，慢惊风，失眠多梦等。

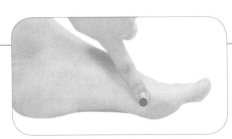

◎ 太白

位置：第一跖骨小头后缘，位于赤白肉际处。

适应证：腹胀，胃痛，呕吐，腹泻，身重，食后不化，胸胁胀满，腹鸣，痢疾，便秘，下肢神经痛及麻痹，腰腿酸痛。

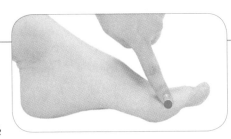

◎ 大都

位置：足大趾内侧，第一跖趾关节前下方，赤白肉际处。

适应证：腹胀，胃病，呕吐，腹泻，热病汗不出，胸满，身重骨痛，烦乱，小儿抽痛，手足冰冷。

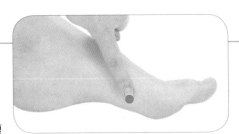

◎ 公孙

位置：第一跖骨底的前下方，赤白肉际处。

适应证：胃痛，呕吐，消化不良，腹痛，腹泻，痢疾，癫痫，妇科病。

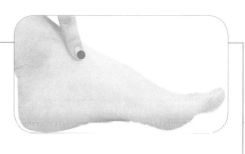

● 商丘

位置：内踝前下方0.5寸凹陷中。

适应证：腹胀，腹泻，黄疸，饮食不化，足踝痛，小儿抽搐。

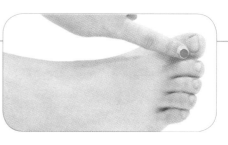

● 大敦

位置：足大趾外侧趾甲根角旁约0.1寸处。

适应证：疝气，目赤肿痛，崩漏，阴挺，遗尿，阴囊湿疹，子宫脱垂，大便不通等。

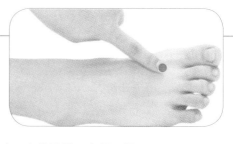

● 太冲

位置：在足背第一、二跖骨接合部之前的凹陷处。

适应证：肝胆疾病，高血压，疝气，崩漏，癫狂，失眠，眩晕，头痛，目赤，胁痛，小儿惊风，小便不通。

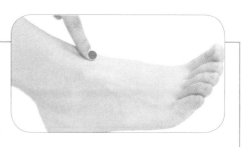

● 解溪

位置：足背踝关节横纹中央凹陷处，拇长伸肌腱与趾长伸肌腱之间。

适应证：头痛，眩晕，癫狂，腹胀，便秘，下肢痿痹，足踝肿痛。

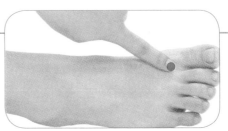

● 行间

位置：足背第一、二趾间的趾蹼缘上方纹头处。

适应证：头顶痛，胁痛，疝痛，雀目，癫痫，月经不调，尿道痛，遗尿，小便不通，便秘，疝气，烦热失眠，膝关节痛。

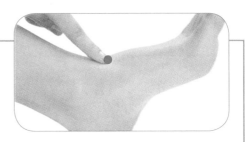

● 中封

位置：内踝前1寸，胫骨前肌腱内侧缘。

适应证：疝痛，遗精，尿闭，阴茎痛，肝炎，踝关节痛。

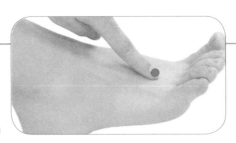

● 陷谷

位置：在足背第二、三跖骨接合部前方的凹陷中。

适应证：肠鸣，腹痛，足胫痛，足背肿痛，颜面水肿，球结膜炎，水肿。

图解手足对症按摩一学就会

● 冲阳

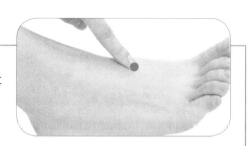

位置：足背最高点，当拇长伸肌腱与趾长伸肌腱之间，足背动脉搏动处。

适应证：口眼歪斜，牙痛，食欲减退，呕吐，颜面神经痛及麻痹，足背肿痛。

● 内庭

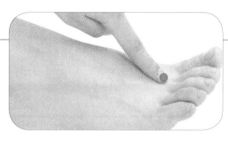

位置：足背第二、三趾间，趾蹼缘后方赤白肉际处。

适应证：齿痛，口㖞，腹胀，痢疾，热病、三叉神经痛，喉痹，鼻出血，胃痛，泄泻，消化不良，跖关节痛，足肿痛，肠疝痛。

● 丘墟

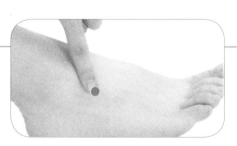

位置：足外踝前下方处，趾长伸肌腱外侧凹陷中。

适应证：胸胁，胀痛，下肢，痿痹，外踝肿痛，脚气，痢疾。

◆ 厉兑

位置：足第二趾外侧，距离趾甲角旁约0.1寸处。

适应证：齿龈炎，失眠多梦，面肿，热病，鼻出血，咽喉肿痛，鼻衄，癫狂。

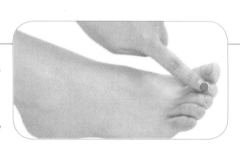

◆ 足临泣

位置：足背外侧，第四跖骨关节后方，小趾伸肌腱外侧凹陷处。

适应证：目疾，耳聋，偏头痛，肋胸痛，胆痛疾患，疟疾，足麻痹，足挛急及疼痛，足附红肿，乳腺炎，瘰疬。

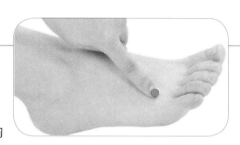

◆ 侠溪

位置：足背第四、五趾间的缝纹端。

适应证：目疾，耳鸣，耳聋，肋痛，热病足背肿痛，五趾拘挛，头痛，头晕，足心热。

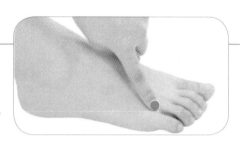

● 地五会

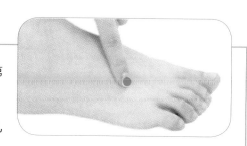

位置：第四、五跖趾关节间后方，第四、五跖骨之间。

适应证：头痛，目赤，耳鸣，乳痛，乳胀，胁肋胀痛，足跗肿痛。

● 昆仑

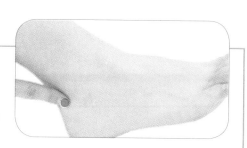

位置：外踝与跟腱之间的凹陷中。

适应证：头痛，项强，腰背痛，足跟肿痛，滞产，胞衣不下，眩晕，鼻出血。

● 足窍阴

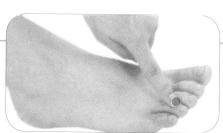

位置：第四趾外侧，趾甲角旁约0.1寸处。

适应证：偏头痛，目痛，胁痛，热病，耳鸣，耳聋，多梦，咽喉肿痛。

● 仆参

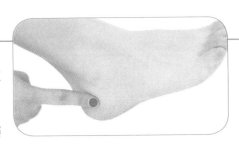

位置：足外侧部，外踝后下方昆仑穴直下1.5寸处。

适应证：足跟痛，足痿不收，下肢痿痹，癫痫。

● 申脉

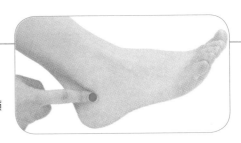

位置：外踝直下方凹陷中。

适应证；头痛，晕眩，腰腿酸痛，癫痫，目赤痛，失眠，嗜卧，眼睑下垂，项强，足外翻。

● 京骨

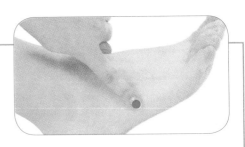

位置：第五跖骨粗隆下方赤白肉际处。

适应证：头痛，项强，癫痫，腰腿痛，目翳，膝关节痛。

● 金门

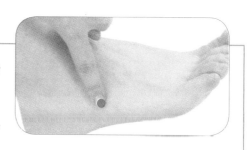

位置：足外侧缘，外踝前缘直下，骰骨下缘处。

适应证：癫痫，腰痛，外踝肿痛，头痛，小儿惊风，下肢痹痛。

● 束骨

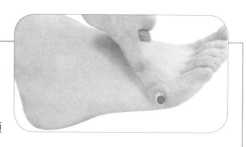

位置：足外侧缘，足小趾后方，赤白肉际处。

适应证：癫狂，头晕，头痛，目疾，项强，腰腿痛。

● 足通谷

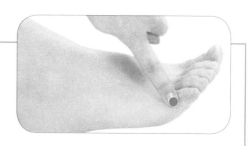

位置：足外侧缘，第五跖关节的前方，赤白肉际处。

适应证：头痛，目眩，鼻出血，项强，癫狂。

● 至阴

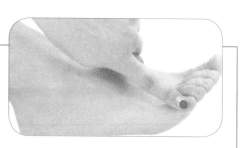

位置：足小趾外侧，趾甲角旁约0.1寸处。

适应证：胎位不正，难产，胞衣不下，头痛，目痛，鼻塞，鼻出血。

⑦ 足部奇穴分布

本节将向大家重点介绍人体足部分布的67个奇穴。

● 失眠

位置：足跟部正中点处。

适应证：失眠，脚底痛。

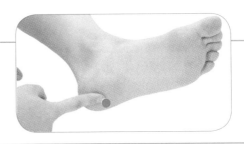

● 女膝

位置：脚后跟上赤白肉际处。

适应证：惊悸，癫狂，牙槽风，霍乱转筋。

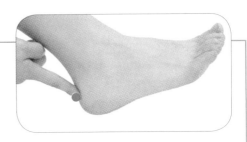

● 1号穴

位置：足底后缘中点上1寸处。

适应证：感冒，头痛，上颌窦炎，鼻炎。

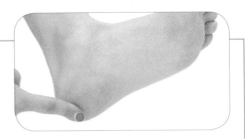

● 里内庭

位置：在足底第二、三趾趾缝之间，与内庭相对。

适应证：足趾疼痛，小儿惊风，消化不良，癫痫，急性胃痛。

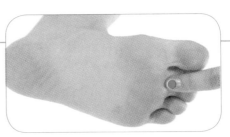

2号穴

位置：足底后缘中点直上3寸，内旁开1寸处。

适应证：三叉神经痛。

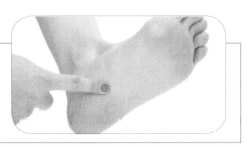

3号穴

位置：足底后缘中点直上3寸处。

适应证：神经衰弱，失眠，低血压，昏迷。

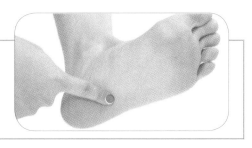

4号穴

位置：足底后缘中点直上3寸，外旁开1寸处。

适应证：肋间神经痛，胸痛，胸闷。

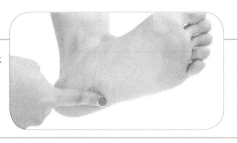

5号穴

位置：足底后缘中点直上4寸，外旁开1.5寸处。

适应证：坐骨神经痛，阑尾炎，胸痛。

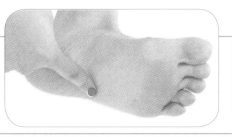

6号穴

位置：足底后缘中点直上5寸，内旁开1寸处。

适应证：痢疾，肠炎，溃疡。

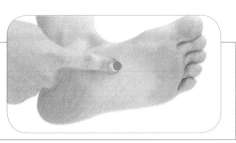

7号穴

位置：足底后缘中点直上5寸处。

适应证：哮喘，大脑发育不全。

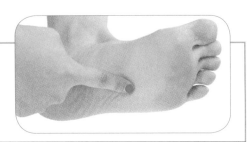

8号穴

位置：足底后缘中点直上5寸，向外旁开1寸处。

适应证：神经衰弱，癫痫，神经官能症。

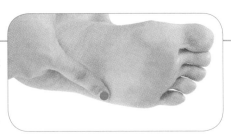

9号穴

位置：第一趾与第二趾间直后4寸处。

适应证：肠炎，痢疾，子宫颈炎，子宫内膜炎。

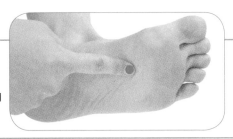

10号穴

位置：涌泉穴内旁开1寸处。

适应证：急慢性胃肠炎，胃痉挛，腹痛。

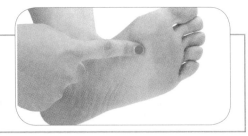

11号穴

位置：涌泉穴外旁开2寸处。

适应证：肩痛，荨麻疹，坐骨神经痛。

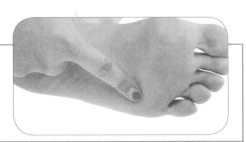

图解手足对症按摩一学就会

●12号穴

位置：第一趾与第二趾趾蹼间直后1寸处。

适应证：牙痛。

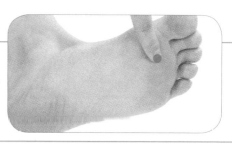

●13号穴

位置：小趾跖趾关节横纹中点直后1寸处。

适应证：牙痛。

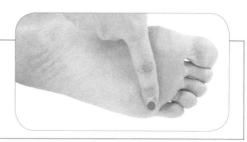

●14号穴

位置：小趾跖趾关节横纹中点处。

适应证：尿频，遗尿。

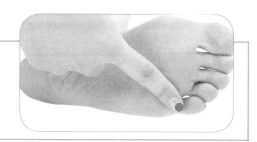

● 再生

位置：3号穴下0.5寸处。

适应证：脑部恶性肿瘤，鼻出血，鼻塞。

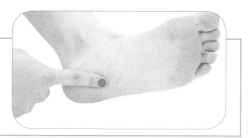

● 头区

位置：3号穴上0.5寸处。

适应证：头痛，失眠。

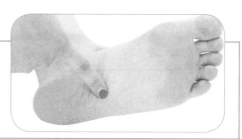

● 目区

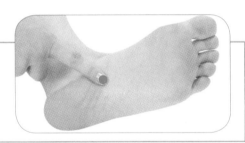

位置：2号穴上0.5寸处。

适应证：目赤肿痛。

● 耳区

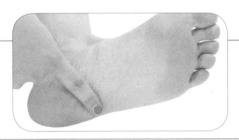

位置：4号穴上0.5寸处。

适应证：耳病。

●大肠区

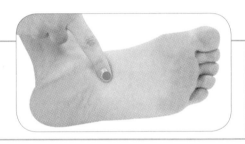

位置：然谷穴下方1寸处。

适应证：腹痛，泄泻，阑尾炎，急性胃痛。

●小肠区

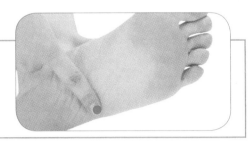

位置：胃区点外旁开1寸。

适应证：腹痛，腹泻，阑尾炎，尿闭。

●胃区

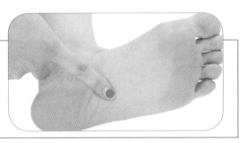

位置：大肠区点外旁开1寸。

适应证：癫狂，急性胃痛，腹痛，泄泻，阑尾炎、牙痛。

脾区

位置：大肠区点上1寸处。

适应证：疝痛，小儿惊风，急性胃痛，遗精，中风不语。

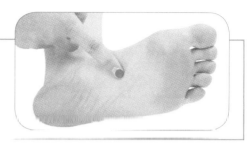

心包区

位置：胃区点上1寸处。

适应证：癫狂，失眠。

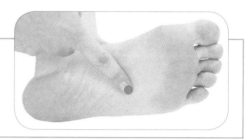

肺区

位置：脾区点上1寸处。

适应证：咳嗽，胸痛。

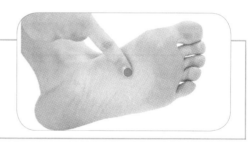

三焦区

位置：小肠区点上1寸处。

适应证：咳嗽，胸痛，癃闭，耳鸣。

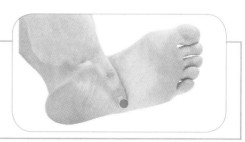

心区

位置：心包区点上1寸处。

适应证：高血压，癫狂、高热昏迷，中风不语，遗精，失眠。

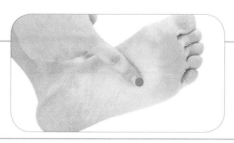

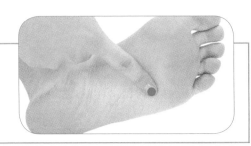

平痛

位置：11号穴内旁开1寸处。

适应证：腰痛，急慢性肠胃炎，痛经。

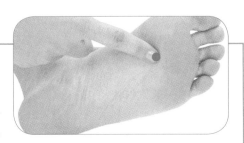

肝区

位置：肺区点上1寸处。

适应证：疝痛，睾丸痛（炎），高血压，癫狂，高热昏迷，小儿惊风，中风不语，遗精，头痛，目赤肿痛。

图解手足对症按摩一学就会

膀胱区

位置：11号穴下0.5寸处。

适应证：癃闭，鼻出血，鼻塞，耳鸣。

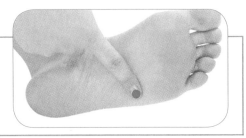

肾区

位置：足心包点上1.5寸处。

适应证：疝痛，睾丸炎，高血压，高热昏迷，小儿惊风，中风不语，咳嗽，胁痛，小便癃闭，遗精，牙痛，头痛，目赤肿痛。

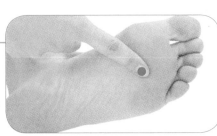

● 胆区

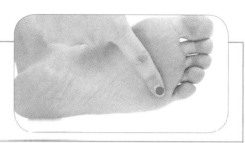

位置： 11号穴上0.5寸处。

适应证： 高血压，高热昏迷，小儿惊风，咳嗽，胁痛，耳鸣。

● 癌根1

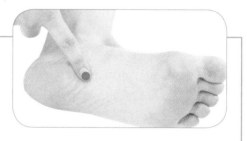

位置： 足底部第一跖趾关节向内过白肉际一横指，拇长屈肌腱外侧。

适应证： 食管癌，胃癌，肝癌，淋巴转移癌，慢性粒细胞白血病。

● 癌根2

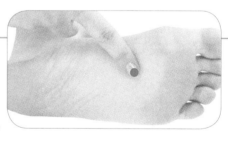

位置： 足底部跖趾关节（足大趾下）向后、向内过赤白肉际各一横指处。

适应证： 食管癌，直肠癌，宫颈癌，淋巴结转移癌。

● 炉底三针

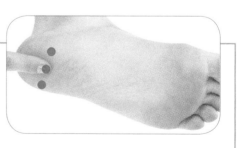

位置： 足底侧，由外踝高点与跟腱之间点引线与足底正中线之交点前1.5寸一穴，左右旁开0.5寸各一穴，计3穴，左右脚共计6穴。

适应证： 高热，头痛，耳鸣，胃痛，肝脾痛，便秘，臌胀，肠炎，痢疾，腹水，乳腺炎，瘫痪。

● 癌根3

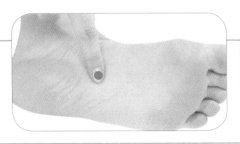

位置：足底部，直对距跗关节向内过赤白肉际一横指处。

适应证：肝癌，鼻咽癌，乳腺癌。

● 内、外曲线

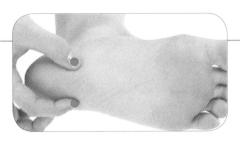

位置：足后四白穴沿正中在线3寸处画一横线，线与内侧缘交点为内曲线，线与外侧缘交点为外曲线。

适应证：足内外翻，下肢瘫痪。

● 足后四白

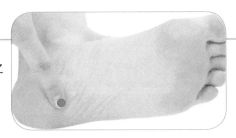

位置：足底纵正中线与外踝高点至跟腱之间点引垂线的交点。

适应证：脱肛，夜尿，头痛，小儿惊厥，偏瘫，脑脊髓膜炎，足下垂，小儿吐乳等。

● 内踝尖

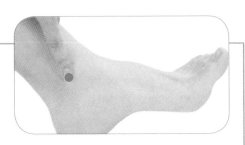

位置：内踝骨最高点。

适应证：下牙痛，足内转筋，小儿不语，恶漏。

● 外踝尖

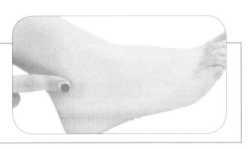

位置：外踝骨最高点。

适应证：趾挛，牙痛，淋病，小儿重舌，脚气。

● 八风

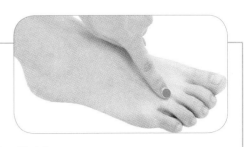

位置：足背各趾缝端凹陷中，左右共8穴。

适应证：脚背红肿，脚气，头痛，齿神经痛，间歇热，肺充血，月经不调，疟疾，蛇咬伤。

●1跟平

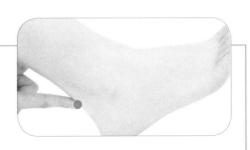

位置：内外踝连接中点，足跟部小腿三头肌腱上。

适应证：小儿麻痹后遗症。

● 降压

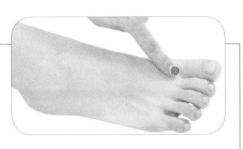

位置：大敦穴与肝经太冲穴之间连线中点处。

适应证：高血压。

● 趾平

位置：足背，各跖趾关节部，左右脚共10穴。

适应证：小儿麻痹症，足下垂。

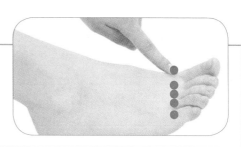

● 15号穴

位置：踝关节横纹中点下0.5寸，分两旁凹陷处各1穴。

适应证：腰腿痛，腓肠肌痉挛。

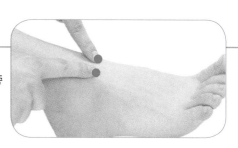

● 16号穴

位置：足内侧舟骨突起上凹陷处。

适应证：高血压，腮腺炎，急性扁桃体炎。

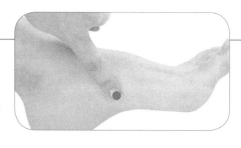

● 17号穴

位置：踝关节横纹中点直下2.5寸处。

适应证：心绞痛，哮喘，感冒。

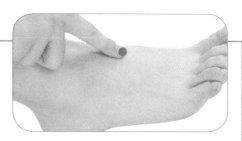

● 18号穴

位置：足背第一跖骨头内前凹陷中。

适应证：胸痛，胸闷，急性腰扭伤。

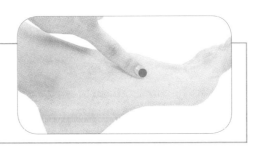

● 19号穴

位置：足背第二、三趾间趾蹼后3寸。

适应证：头痛，中耳炎，急慢性胃肠炎，溃疡病。

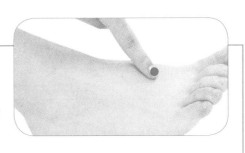

● 20号穴

位置：足背第三、四趾间趾蹼后2寸处。

适应证：落枕。

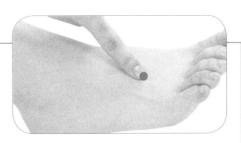

● 21号穴

位置：足背第四、五趾间趾蹼后0.5寸处。

适应证：坐骨神经痛，腮腺炎，扁桃体炎。

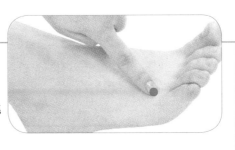

●22号穴

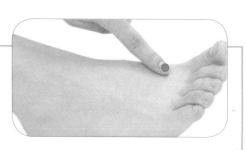

位置：足背第一、二趾趾间后1寸处。

适应证：急性扁桃体炎，流行性腮腺炎，高血压。

●23号穴

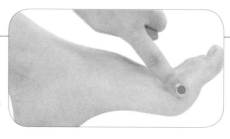

位置：拇长伸肌腱内侧跖趾关节处。

适应证：高血压，腮腺炎，急性扁桃体炎。

●24号穴

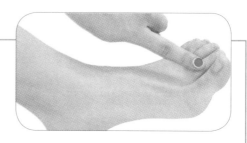

位置：第二趾的第二趾关节内侧赤白肉际处。

适应证：头痛，中耳炎。

●25号穴

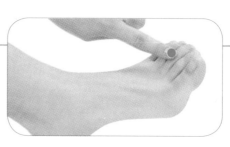

位置：第三趾的第二趾关节内侧赤白肉际处。

适应证：头痛。

● 26号穴

位置：第四趾的第二趾关节内侧赤白肉际处。

适应证：头痛，低血压。

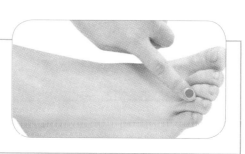

● 27号穴

位置：太白穴与公孙穴连接中点。

适应证：癫痫，神经衰弱，癔病。

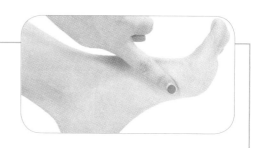

● 28号穴

位置：足内侧舟状骨突起下后凹陷中。

适应证：痛经，功能性子宫出血，附件炎。

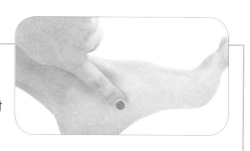

● 29号穴

位置：内踝正中直下2寸处。

适应证：功能性子宫出血，支气管炎，支气管哮喘。

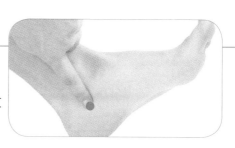

第二章 认识足部穴位及反射区

◆ 30号穴

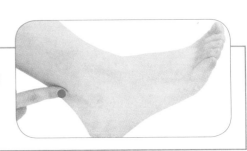

位置：足外踝后下方，昆仑穴直上1寸处。

适应证：坐骨神经痛，腰痛，头痛。

◆ 截癌

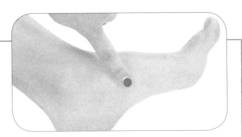

位置：在足内侧舟骨粗隆下方凹陷直下0.5寸处，然谷穴下方0.5寸处。

适应证：喉癌，鼻咽癌，食道癌，胃癌，乳腺癌，子宫内膜癌，子宫颈癌，肝癌，直肠癌，肺癌等各种癌症。

◆ 重肾

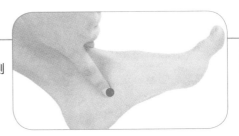

位置：足踝前缘前0.5寸直下，足内侧下缘向足跖移行，照海穴下0.5寸处。

适应证：小儿腹股沟疝。

◆ 松腹

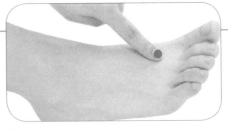

位置：足背第二、三趾骨小头之后缘凹陷稍近内侧处，内庭穴与胃经陷谷穴之间稍近内侧。

适应证：用于阑尾切除手术后麻醉腹肌紧张与疼痛。

● 旁谷

位置：在足背第三、四跖骨间前1/2段的中点处。陷谷穴外侧，相隔第三跖骨。

适应证：小儿麻痹后遗症。

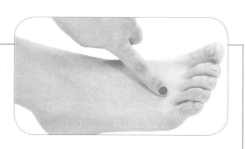

● 足中冲

位置：足第三趾趾腹顶端。

适应证：癫痫，心力衰竭，头痛。

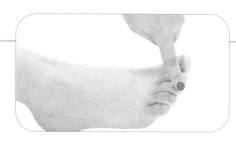

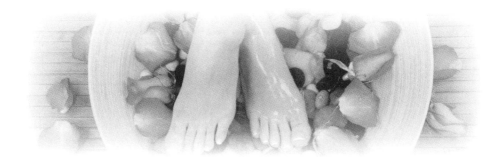

足部按摩师的要求

　　要刺激足部的反射点，正确的足部保健按摩手法很重要。足部按摩是通过正确的手法在准确的反射区上进行按摩，以取得消除疲劳或治疗疾病的效果。人的脚上有60多个反射点，与人体的主要脏器相对应，受过专业训练的按摩师推拿手法得当，就可以取得应有的效果，反之，则会带来诸多弊端。因此，足底按摩对按摩师的要求比较高。

⑧ 足部反射区

　　足部按摩是通过正确的手法在准确的反射区进行按摩。人体足部有60多个反射点，它们与人体的主要脏器相对应，准确地对应反射点，对疗效有决定性的意义。

● 肾上腺反射区

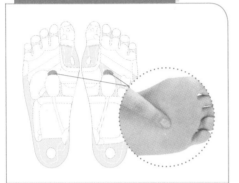

位置：位于双足足底第二、三跖骨体之间，距跖骨头近心端一拇指宽处。

适应证：肾上腺皮质功能亢进或低下、各类感染、炎症、心律不齐、疼痛、过敏性疾病、哮喘、风湿病、关节炎、高血压。

操作：用中指扣拳法寻找敏感点，向深部多次按压。以出现痛胀或酸麻为佳。

● 肾反射区

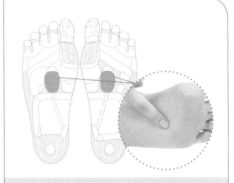

位置：位于双足足底第二、三跖骨体之间，近跖骨底处（肾上腺反射区下一横指）。

适应证：各种肾脏疾病、水肿、风湿病、关节炎、泌尿感染、高血压、低血压、贫血、动脉硬化、静脉曲张、耳鸣、湿疹。

操作：食指或中指第一指间关节面施力，由脚趾向足跟方向稍慢推至输尿管区。

● 输尿管反射区

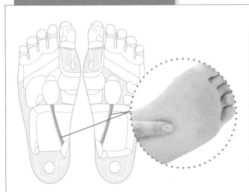

位置：位于双足掌中膀胱反射区和肾反射区之间，呈线弧形状的片区。

适应证：排尿困难、泌尿系统感染、输尿管结石、输尿管狭窄、高血压、动脉硬化、关节炎、肾盂积水、毒血症、尿毒症。

操作：用食指和中指第一指间关节面施力，从脚趾往足跟方向推至膀胱区。

膀胱反射区

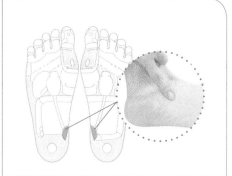

位置：位于双足内踝前下方，内侧舟骨下方，拇展肌内缘旁。

适应证：泌尿系统疾患、高血压、结石、动脉硬化等。

操作：食指或中指第一节关节顶点定点按压，3次以上，6次以下。

额窦反射区

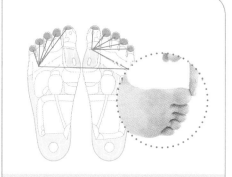

位置：位于十趾趾端，左额窦反射区在右足上，右额窦反射区在左足上。

适应证：头痛、失眠、发热、感冒及眼、耳、鼻疾患等。

操作：一手握脚固定，一手食指、中指弯曲，以中指关节施压6次以下。

脑垂体反射区

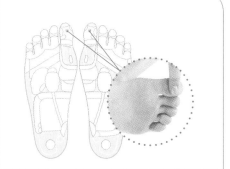

位置：位于双足足大趾趾腹的中央。

适应证：内分泌失调、小儿生长发育不良、遗尿、更年期综合征等。

操作：一手四指夹足背以固定足大趾，手腕轻抬施力深入压按或揉，宜揉按。

小脑及脑干反射区

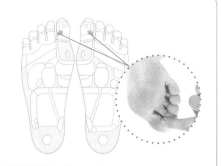

位置：位于双足足大趾根部靠近第二趾骨处。左、右部分小脑及脑干反射区分别在右、左足。

适应证：脑萎缩、脑震荡、脑肿瘤、心律不齐、心跳过缓、心跳过速、痴呆症、头痛、失眠、头晕、高血压、肌腱关节疾病等。

操作：使用扣指法或中指扣拳法，定点按压，节奏稍缓，力度均匀。

三叉神经反射区

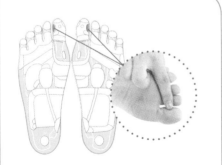

位置： 位于双足足大趾趾腹外侧（靠近第二趾一侧）。左、右侧三叉神经反射区分别在右、左足上。

适应证： 头面部及眼、耳、鼻、牙疾患，偏头痛、眼眶痛、面神经瘫痪、中风、斜视、腮腺炎、失眠等。

操作： 使用拇指点揉按法，以拇指点端施力，揉按。

鼻反射区

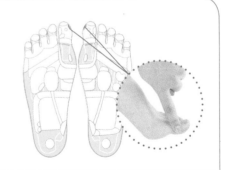

位置： 双脚足大趾远节趾骨内侧，自足大趾趾腹边缘延伸到足大趾趾甲根部，呈L形。左、右鼻反射区在右、左足上。

适应证： 急性鼻炎、慢性鼻炎、鼻塞、过敏性鼻炎、鼻血、鼻窦炎及上呼吸道疾病等。

操作： 使用拇指点揉按法，以拇指点端揉按施力，节奏稍缓。

颈项反射区

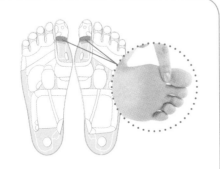

位置： 位于双足足大趾趾根的区域，左、右颈项反射区分别在右、左足上。

适应证： 颈部酸痛、颈部损伤、高血压、落枕、颈椎病、消化道疾病等。

操作： 食指端沿着脚背面第一趾根部，由内向外侧推压，均向心施力。

颈椎反射区

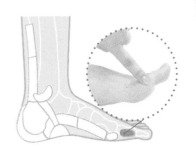

位置： 位于双足足大趾根部内侧横纹肌尽头处。

适应证： 各种颈椎病变、颈项僵硬、疼痛等。

操作： 以食指第二节指骨内侧固定于反射区位置，拇指点在其上施力，定点按压。

图解手足对症按摩一学就会

甲状旁腺反射区

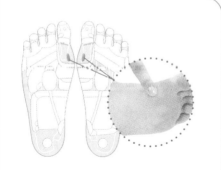

位置：位于双足掌内侧缘第一跖趾关节前方凹陷处。

适应证：甲状腺功能低下及功能亢进引起的病症、失眠、咽喉及气管痉挛、惊厥等。

操作：拇指点在其上施力，中指置第一趾与第二趾间不施力，节奏缓。

甲状腺反射区

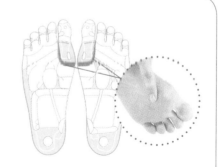

位置：双足足底大趾与第二趾蹼处沿第一跖骨头向内呈"L"形带状。

适应证：甲状腺炎、心悸、失眠、情绪不稳、消瘦、肥胖症、甲状腺肿大、甲状腺功能亢进或低下等。

操作：一手握足背，一手点端推按，由内向外拐弯处直推按至指缝施力。

眼反射区

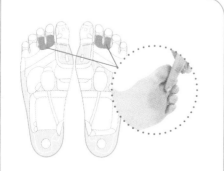

位置：位于双足足底第二趾和第三趾，额窦反射区至中节趾骨根部之间的范围。左、右眼的反射区在右足、左足上。

适应证：结膜炎、视神经炎、青光眼、白内障、近视、远视、斜视、迎风流泪等。

操作：用食指或中指第一指关节在趾根部、横纹处取四个方向施力按压。

耳反射区

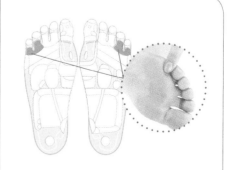

位置：双足足底第四、五趾，额窦反射区至中节趾骨根部之间的范围。左耳的反射区在右足上，右耳的反射区在左足上。

适应证：耳疾、鼻咽癌、晕眩、晕车、晕船等。

操作：一手食指、中指关节在反射区足底趾根、横纹处取三个方向按压。

◉ 斜方肌反射区

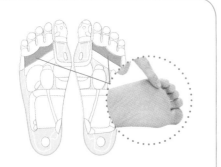

位置： 位于双足底耳、眼反射区下1指，自甲状腺反射区到肩反射区之间约1拇指宽的横带状。

适应证： 肩、颈、上肢及背部疼痛，手无力酸麻，肩活动受限，落枕等。

操作： 使用中指横按法，施力点为食指第二指关节侧面。

◉ 肺及支气管反射区

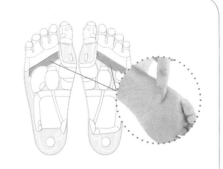

位置： 位于双足斜方肌反射区下方一拇指宽处，支气管反射区为肺反射区的中部向第三趾延伸。

适应证： 上呼吸道炎症、胸闷、肺炎、肺结核、支气管炎、肺气肿等。

操作： 使用食指横按法，一手持足背，另一手食指第二节向内和向外推刮。

◉ 胃反射区

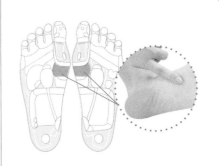

位置： 位于双足掌第一跖趾关节后方，约一横指宽。

适应证： 胃部疾病、消化不良、糖尿病、胰腺炎、胆囊疾病等。

操作： 食指横按法，一手握足，另一手食指第二指节背面横着施力，足趾往足跟推按。

◉ 脾反射区

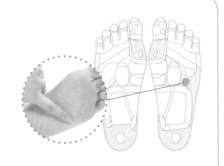

位置： 左足掌第四、五趾骨之间，心脏反射区下一拇指处。

适应证： 消化系统疾病、发热、炎症、高血压、肌肉酸痛、皮肤病。

操作： 食指、中指扣拳法，一手握足背，另一手的食指、中指第一指间关节顶点揉压。

图解手足对症按摩一学就会

◆ 降结肠反射区

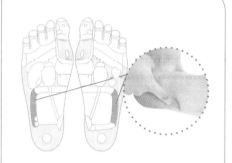

位置： 位于左足掌跟前外侧相对于第四、五跖骨间竖带条状区域。

适应证： 便秘、腹泻、急慢性肠炎等。

操作： 食指、中指扣拳法，一手握足背，一手食指、中指第一指间关节顶点施力，从足趾到足跟推按。

◆ 胰反射区

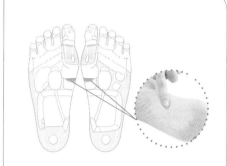

位置： 位于双足掌内部一侧第一跖骨中下段，在十二指肠和胃反射区之间。

适应证： 胰腺炎、胰腺肿瘤、糖尿病、消化系统疾患，胰腺功能低下及亢进。

操作： 食指横按法，一手握足，一手食指第二指节背面横着施力，足趾向足跟推按。

◆ 十二指肠反射区

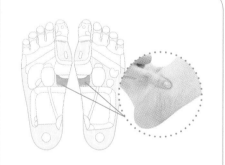

位置： 位于双足掌第一跖骨最后一段，胰反射区的后方。

适应证： 十二指肠疾病、消化不良、腹胀、食欲不振、发育不良、食物中毒等。

操作： 一手握足，另一手食指第二指节背面横着施力，足趾往足跟推按，3次以上，6次以下。

◆ 小肠反射区

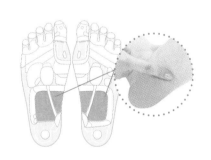

位置： 位于双足掌足弓凹入区，被开结肠、横结肠、降结肠、乙状结肠及直肠等反射区包围的部分。

适应证： 小肠炎症、胃肠胀气、腹泻、腹痛、免疫功能低下、发热、心脏病。

操作： 一手握足背，一手半握拳，食指、中指顶点竖起垂直施力，往足跟方向刮按。

● 横结肠反射区

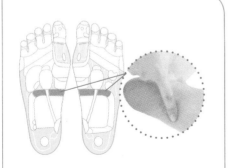

位置： 位于双足掌中间，横越足掌呈横带状。

适应证： 腹痛、腹泻、便秘、结肠炎等。

操作： 食指、中指扣拳法，一手握足背，另一手的食指、中指第一指间关节外端施力。

● 乙状结肠及直肠反射区

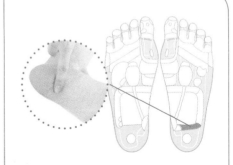

位置： 左足掌跟骨前缘成一横带状区域。

适应证： 直肠疾病、结肠炎、肛裂、肠息肉、便秘、痔疮等。

操作： 食指、中指扣拳法，一手握足背，一手食指、中指中节内侧缘顶点施力由外向内侧推按。

● 肛门反射区

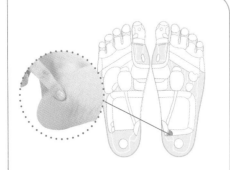

位置： 直肠反射区末端，与膀胱反射区相邻，在左足掌跟骨前缘。

适应证： 痔疮、肛周围炎、直肠癌、便秘、肛裂、脱肛等。

操作： 食指、中指扣拳法，一手握足背，一手食指、中指第一指间顶点施力垂直定点按压。

● 肝反射区

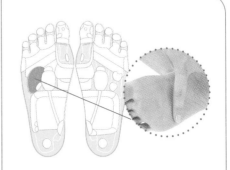

位置： 右足掌第四、五跖骨间。

适应证： 肝脏疾病、血液疾病、高血脂、中毒、消化不良、眼病、胆囊炎、肾脏疾病。

操作： 食指、中指扣拳法，一手握足背，另一手食指、中指中节顶点施力垂直定点按压。

● 胆囊反射区

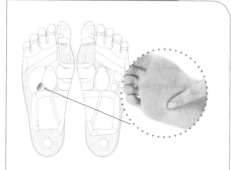

位置： 右足掌第四跖骨与第五跖骨间肝脏反射区内下方反射区深部。

适应证： 胆囊疾病、肝脏疾病、黄疸、消化不良、失眠、皮肤病、痤疮等。

操作： 使用食指、中指扣拳法，一手握足背，另一手食指、中指中节侧缘顶点施力定点按压。

● 盲肠及阑尾反射区

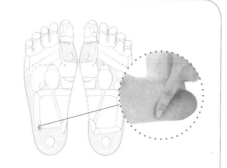

位置： 右足掌跟骨前方，第四、五趾间的垂直线上。

适应证： 阑尾炎、下腹部胀痛等。

操作： 食指、中指扣拳法，一手持足背，一手食指、中指第一指间关节顶点施力定点按压。

● 回盲瓣反射区

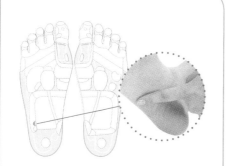

位置： 右足掌跟骨前方位置，靠近外侧部位，在盲肠反射区的上方。

适应证： 回盲瓣功能失常、下腹胀气等。

操作： 食指、中指扣拳法，一手持足背，一手食指、中指第一指间关节顶点施力定点按压。

● 升结肠反射区

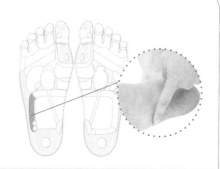

位置： 右足掌小肠反射区外侧、起始跟骨前缘、骰骨外侧上至第五跖骨底部，呈竖带状的区域。

适应证： 肠炎、腹泻腹痛、便秘便血等。

操作： 食指、中指扣拳法，一手持足背，一手食指、中指第一指间关节垂直顶点施力，从足跟向足趾缓慢推按。

● 腹腔神经丛反射区

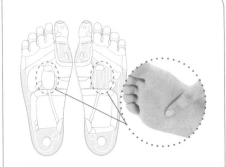

位置：肾与胃反射区周围，足掌中心区。

适应证：神经性胃肠疾患、胸闷、腹胀、腹疼、胃痉挛、烦躁等。

操作：双拇指点推按法，双拇指点端沿着肾边缘多次推按。

● 足底部生殖腺反射区

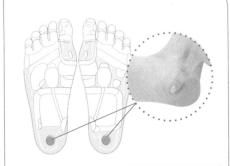

位置：双足掌的跟骨中央深凹部位。

适应证：性功能低下、子宫肌瘤、不孕症、月经不调、痛经、更年期综合征、阳痿、前列腺肥大、痴呆症。

操作：食指、中指扣拳法，一手握足跟，一手食指、中指第一指间关节顶点施力，垂直定点缓慢按压。

● 足外侧生殖腺反射区

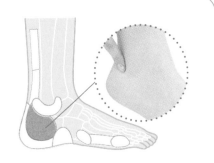

位置：双足外踝后下部分，呈三角形的区域，敏感点在踝关节靠后。

适应证：性功能低下、不孕症、月经不调、痛经、阳痿、前列腺肥大、痴呆症、子宫肌瘤、卵巢囊肿。

操作：食指扣按法，一手握足，一手拇指点固定足底，食指第二指节侧缘由上而下刮压。

● 胸椎反射区

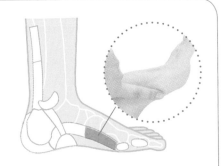

位置：双足弓内侧部分边缘，从趾关节起到楔骨关节止的区域。

适应证：胸背部酸痛、胸椎椎间盘突出、胸腔脏器病变、胸椎增生、胸椎神经分布的相关脏器病变。

操作：拇掌指推压法，一手揣足，一手拇指点腹施力，从足趾至足跟推压。

◗ 腰椎反射区

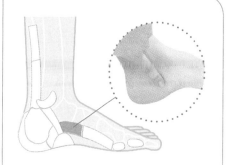

位置：双足足弓内侧部分边缘，第一楔骨至舟骨，上接胸椎反射区，下连骶骨反射区。

适应证：腰背酸痛、腰椎骨刺、腰椎间盘突出、腰肌劳损、腰椎神经相关脏器病症、腰腹腔脏器病变、坐骨神经痛等。

操作：拇掌指推压法，一手揣足趾，另一手拇指点腹施力，由足趾向足跟多次推压。

◗ 骶椎反射区

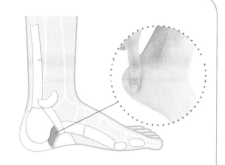

位置：双足足弓内侧部分边缘，从距骨后方到跟骨止的区域。

适应证：骨质增生、髋关节伤痛、坐骨神经痛、盆腔脏器病变。

操作：拇掌指压推法，一手揣足趾，另一手拇指点施力，由足趾向跟骨多次推压。

◗ 内侧尾骨反射区

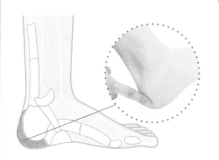

位置：双足足掌内侧、内踝跟部，呈"1"形区域。

适应证：坐骨神经痛、尾骨受伤后遗症、生殖系统病变等。

操作：一手握足外侧，另一手点固定足底，食指第二关节内缘施力，由上至跟底。

◗ 外侧尾骨反射区

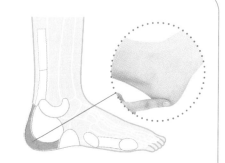

位置：在双足掌外后侧，呈"L"形区域。

适应证：尾骨受伤后遗症、下身酸痛、坐骨神经痛等。

操作：一手握足外侧，食指第一指间关节垂直顶点施力，沿足跟底内缘刮压。

● 内侧坐骨神经反射区

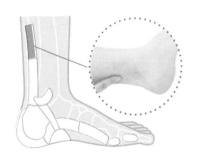

位置： 位于双足足内踝关节后方，沿胫骨后缘上行至胫骨内髁下。

适应证： 坐骨神经痛、坐骨神经炎、膝部和小腿部疼痛、糖尿病、下肢循环障碍症等。

操作： 拇掌指压推法，一手握足，一手拇指端施力，由踝关节上1寸凹陷处向上多次推按。

● 外侧坐骨神经反射区

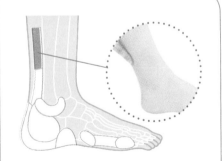

位置： 位于足外踝前缘沿腓骨前面向上至腓骨小头处。

适应证： 坐骨神经痛、坐骨神经炎、膝部和小腿部疼痛、糖尿病、下肢循环障碍症等。

操作： 使用拇掌指压推法，一手持足，另一手拇指点腹指端施力推按。

● 尿道及阴道反射区

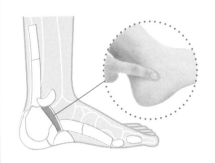

位置： 自膀胱反射区斜向上，延伸经距骨，止于内踝后，在双足跟内侧。

适应证： 尿道感染、尿道炎、尿道肿瘤、排尿困难、尿频、尿失禁、阴道炎、阴道肿物、生殖系统疾病等。

操作： 一手握脚，一手食指、中指第一指间关节侧缘施力，由子宫向膀胱推按。

● 髋关节反射区

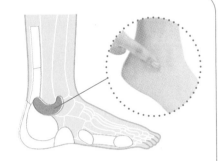

位置： 双足外、内踝关节下侧边缘，呈弧形区域，共四个位置。

适应证： 髋关节疾病、股骨骨折、股骨坏死、坐骨神经痛、腰背酸痛等。

操作： 拇掌指压推法，一手握足，一手拇指点端施力，在内踝、外踝下缘从前向后多次推按。

● 直肠及肛门反射区

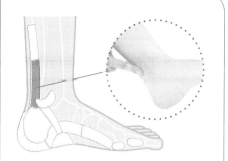

位置： 双小腿胫骨内侧及踝后沟内从内踝后方向上延伸4横指的带状区域。

适应证： 痔疮、直肠炎、直肠癌、便秘、腹泻、肛裂、静脉曲张等。

操作： 拇掌指压推法，一手握足，一手拇指点端微施力，沿踝骨后方向上多次推按。

● 腹股沟反射区

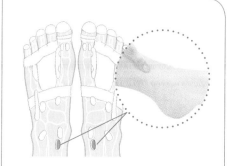

位置： 双足内踝尖上二横指胫骨内侧处。

适应证： 生殖系统病变、前列腺肥大、性功能低下等。

操作： 拇指点按法，一手轻轻持足，另一手拇指点腹股沟反射区定点多次揉按。

● 前列腺或子宫反射区

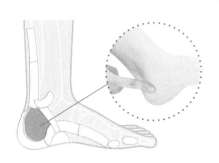

位置： 足跟内侧，内踝后下方，呈三角区域。

适应证： 前列腺炎、痛经、月经不调、尿频、排尿困难、尿血、下肢乏力、子宫肌瘤、子宫下垂、子宫内膜炎、白带过多等。

操作： 食指刮压法，一手握足内侧，一手食指第二指节侧缘从髂关节区后缘向足跟多次刮压。

● 下腹部反射区

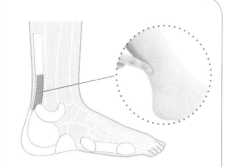

位置： 双小腿腓骨外侧后方，向上延伸四横指呈一带状凹陷区域。

适应证： 膀胱炎、前列腺炎、疝气、便秘、直肠炎、痛经、闭经、盆腔炎等。

操作： 拇掌指压推法，一手揣足趾，一手拇指点端施力，由踝关节节后往上多次推按。

膝反射区

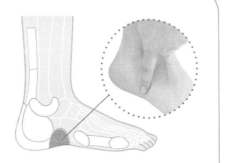

位置：双足外侧骰骨与跟骨间凹陷处。

适应证：膝关节痛、膝关节炎、膝关节受伤、肘关节病变。

操作：食指扣拳法，一手握足，另一手食指间关节顶点绕反射区周边揉按。

肘反射区

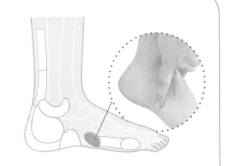

位置：双足外侧第五跖骨粗隆前后凹陷处。

适应证：肘关节炎、肘关节酸痛、肘关节损伤、膝关节痛等。

操作：中食指扣按法，一手握脚内侧，一手食指、中指第一指间关节顶点施力多次按压。

肩反射区

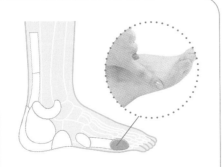

位置：双足外侧第五跖趾关节后方凹陷处。

适应证：手臂乏力、手麻、肩背酸痛、肩关节脱臼等。

操作：一手持足内侧，另一手食指第一指间关节从外足背、足底向趾端多次推按。

肩胛骨反射区

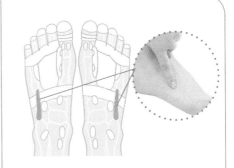

位置：双足中背第四、五跖骨间延伸到骰骨处，并稍向两侧分开的带状区域。

适应证：肩背酸痛、颈肩综合征、肩关节活动受阻、胸椎病变等。

操作：双拇指点推按法，双拇指点端自足趾沿足背至骰骨处，分开多次推按。

图解手足对症按摩 一学就会

● 上颌反射区

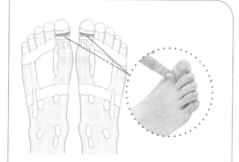

位置： 双足足背第一趾趾关节横纹前方的带状区域。

适应证： 上牙周病、牙痛、龋牙、口腔溃疡、打鼾、上颌关节紊乱、上颌感染等，味觉障碍。

操作： 使用拇指点指端中力揉按。

● 下颌反射区

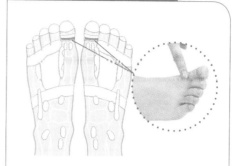

位置： 双足足背第一趾趾关节横纹后方的带状区域。

适应证： 下颌关节紊乱、下牙周病、牙痛、龋牙、下颌窦炎症、打鼾等，味觉障碍。

操作： 使用拇指点指端中力揉按。

● 扁桃体反射区

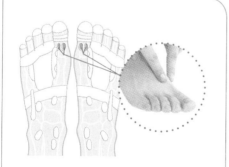

位置： 足背第一趾近节趾骨，踇长伸肌的左、右两侧。

适应证： 上呼吸道感染、扁桃体疾病、发热、感冒。

操作： 双拇指点扣拳法，双拇指点指端揉压，节奏缓慢，力度中等。

● 喉及气管反射区

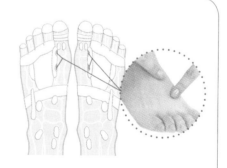

位置： 双足足背第一、二跖趾关节缝处区域。

适应证： 咽喉痛、咽喉炎、气管炎、咳嗽、气喘、失声、声音沙哑、感冒等。

操作： 中食指捏压法，中指端相佐，食指端中等力度捏压施力。

胸部淋巴结反射区

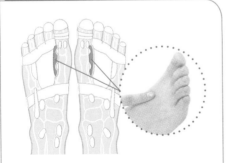

位置：双足背第一、二跖骨间缝深处，呈条状的区域。

适应证：各种炎症、肿瘤、乳房或胸部肿块、胸痛、免疫力低下等。

操作：中食指捏压法，中指端相辅、食指端多次捏压施力，沿第一跖骨外侧向足趾捏按。

内耳迷路反射区

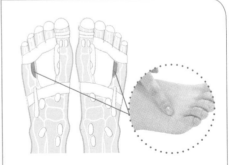

位置：双足背第四、五跖骨间凹陷较深的部位，微微靠近一面。

适应证：头晕、眼花、晕车船、昏迷、美尼尔氏综合征、高血压、低血压、平衡障碍等。

操作：使用中食指捏压法，中指端相辅、食指端以中等力度多次捏压施力。

胸及乳腺反射区

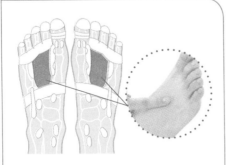

位置：在双足背第二、三、四跖骨面之间的区域。

适应证：胸部疾病、乳腺疾病、结核病、感冒、气喘等。

操作：使用双拇指点推按法，双拇指指腹前后紧靠从足趾向心方向多次推按。

膈（横膈膜）反射区

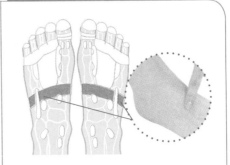

位置：双足背跖骨、楔骨关节处，横跨脚背的带状区域。

适应证：打嗝、恶心呕吐、腹胀腹痛、膈肌痉挛、老年消化不良、神经紊乱。

操作：双食指刮压法，双手食指侧缘自足背凸起处向两侧多次刮压。

● 内侧肋骨反射区

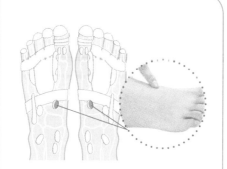

位置： 双足背第一、二楔骨与足舟骨间凹处。

适应证： 肋骨病变、胸闷、胸膜炎、肩背痛等。

操作： 双拇指点扣拳法，双拇指点端同时多次揉按，力度中等，节奏稍缓。

● 外侧肋骨反射区

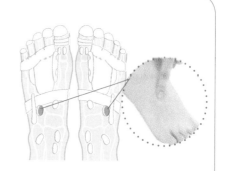

位置： 骰骨，足舟骨与距骨之间。

适应证： 肋骨病变、胸闷、肋膜炎、肩背痛等。

操作： 双拇指点扣拳法，双拇指点端同时多次揉按，力度中等，节奏稍缓。

● 上身淋巴结反射区

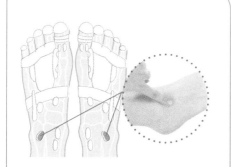

位置： 双足外踝与腓骨距骨间形成的凹陷部位。

适应证： 各种炎症、发热、水肿、肌瘤、全身循环障碍、血管硬化、帕金森病等。

操作： 食指扣拳法，双手食指第一指间关节顶点施力，同时多次按压。

● 下身淋巴结反射区

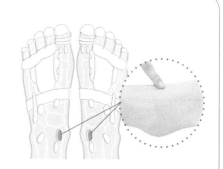

位置： 双足内踝与胫骨前的肌腱形成的凹陷部位。

适应证： 各种炎症、发热、水肿、肌瘤、蜂窝组织炎、全身循环障碍、血管硬化、帕金森病等。

操作： 食指扣拳法，单只手食指第一指间关节顶点施力，同时多次按压。

◆ 舌反射区

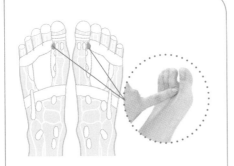

位置：双足第一跖趾关节前方的凹陷处，在第一趾内侧下缘。

适应证：舌红、舌干、舌裂、舌质肿胖等。

操作：拇指点按法，以拇指点端按住足大趾内侧下缘以中等力度施力，多次揉按。

◆ 血压区反射区

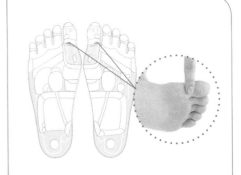

位置：足底颈项反射区下方正中，在足大趾第二节近趾骨端。

适应证：高血压、低血压、颈椎病、头晕等。

操作：拇指点按法，拇指点端按住足大趾第二节近趾骨端处施力，多次揉按。

◆ 上肢反射区

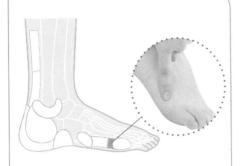

位置：双足底第五跖骨的外侧，呈竖条带状的区域处。

适应证：上臂、肘关节、腕关节受伤等。

操作：食指、中指扣拳法，食指、中指第一指关节顶点施力，中等力度。

◆ 下肢反射区

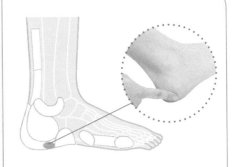

位置：双足底后跟外缘，第五跖骨后边骰骨与跟骨旁边呈竖带状的区域处。

适应证：下肢风湿病、坐骨神经痛、股骨损伤、踝关节扭伤等。

操作：食指、中指扣拳法，食指、中指第一指关节顶点施力，中等力度。

◉ 失眠区反射区

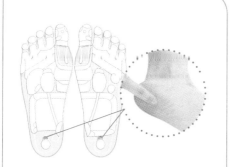

位置：位于双足底跟骨中央生殖腺反射区稍前处。

适应证：失眠、神经衰弱、精神疾患等。

操作：食指、中指扣拳法，食指、中指第一关节顶点施力，中等力度。

◉ 骨盆腔反射区

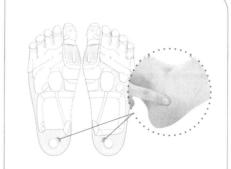

位置：位于双足底跟骨中央生殖腺反射区靠前的向内处。

适应证：盆腔部位发生的疾患等。

操作：中指扣拳法，中指第一指间关节施力，中等力度。

◉ 头部（大脑）反射区

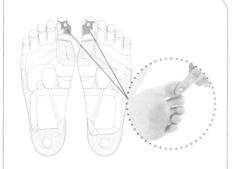

位置：双足足大趾的趾腹全部区域。左、右侧大脑的反射区分别在右、左足上。

适应证：脑萎缩、中风、头晕、头痛、失眠、脑血栓、高低血压、视觉受损、神经衰弱、大脑发育不良等。

操作：用食指或中指第一指间关节面竖着施力，由第一趾点端向趾根推按。

◉ 心脏反射区

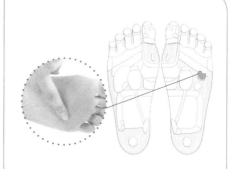

位置：左足掌第四、五跖骨间，肺及支气管反射区的后方。

适应证：心脏疾病、血管病、高血压、低血压、休克及肺部疾病等。

操作：拇指点推掌法，一手握足背，一手拇指点腹内侧面从足跟向足趾推按。

本章看点

- 流行性感冒
  流感是常见疾病，适度足疗有助于治疗、缩短病程

- 咳嗽
  咳嗽是肺系统疾病的主要症状之一，针对病灶进行对应足疗，
  可减缓症状

- 肺炎
  肺炎患者在积极治疗的同时，如果能配合足疗，可加快痊愈

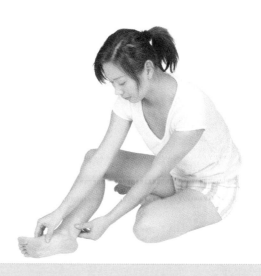

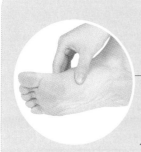

第三章
呼吸系统疾病的足部
保健按摩疗法

　　根据我国2005年的死因调查结果显示，呼吸系统疾病（不包括肺癌）在城市居民的死亡率中占第二位，而在农村占首位；又由于大气污染、吸烟等因素，呼吸系统疾病的发病率不断增加，成为困扰人们生活的主要疾病之一。本章主要介绍一些呼吸系统疾病的足部保健按摩疗法，帮助读者轻松治疗疾病症状。

⑨ 流行性感冒

简称"流感"，是春、冬季常见疾病，常由流行性感冒病毒感染引起。主要表现为头痛、高热（有时可达40℃左右），并伴有肌肉酸痛、鼻塞、打喷嚏、流鼻涕、咽肿痛、干咳、少量黏痰等现象。幼儿有慢性肺病及年老体弱者常会并发肺炎，严重影响人体健康。这是一种自限性疾病，一周左右可自动痊愈。适度足部保健按摩可减轻症状，明显缩短病程。

● 按摩取穴

经穴： 内庭、大都、太溪、复溜、侠溪、太冲、公孙

奇穴： 1号穴、17号穴、24号穴、25号穴

有效反射区

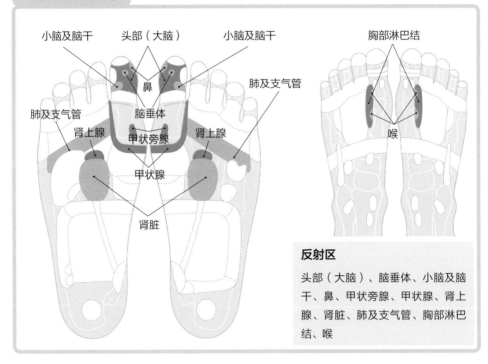

小脑及脑干　头部（大脑）　小脑及脑干　　胸部淋巴结

鼻

肺及支气管　　　　　　　　　　肺及支气管

脑垂体

肺及支气管

肾上腺　　　　　　　　　　肾上腺

甲状旁腺

喉

甲状腺

肾脏

反射区

头部（大脑）、脑垂体、小脑及脑干、鼻、甲状旁腺、甲状腺、肾上腺、肾脏、肺及支气管、胸部淋巴结、喉

● 足浴治疗感冒的配方

贯众叶100克，荆芥、紫苏、防风各30克，薄荷20克。水煎取汁混入水中浴足，用于发汗解表。

操作手法与步骤

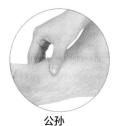

公孙

点揉内庭、大都、太溪、复溜、侠溪、太冲、公孙、1号穴、17号穴、24号穴、25号穴等穴位，各1～2分钟，以局部胀痛为宜。

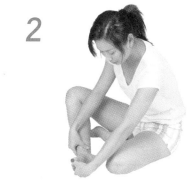

拇指指端点法

用拇指指端点法、食指指间关节点法、拇指关节刮法、按法、食指关节刮法、双指关节刮法、拳刮法，拇指推法、擦法、拍法等作用于相应反射区，各操作2分钟，以局部酸胀为佳。

1

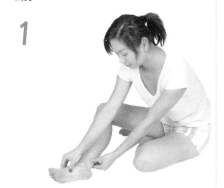

2

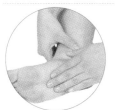

用放松休闲手法进行足部放松，擦足心，致局部发烫。

3

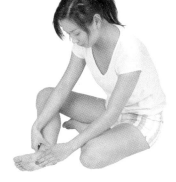

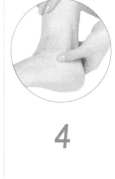

可用力按1号穴或净水按，要求浴足，手法宜使局部温热，按后迅速保温。

4

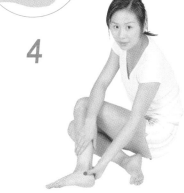

注意事项

在接受按摩治疗的同时，患者要注意防寒保暖，多饮开水，避免过度劳累。由于按摩治疗一般无不良反应，所以这种方法尤其适合小孩、老人和孕妇。

⑩ 咳嗽

咳嗽是肺系疾病的主要症状之一。由六淫外邪侵袭肺系或脏腑功能失调、内邪扰肺、肺气上逆所致。其中有声无痰为咳，有痰无声为嗽，往往同时并有气喘、咽痛、声音沙哑、咳痰或低气怯声等症状。适当进行足部按摩可以明显减轻咳嗽症状。

● 按摩取穴

经穴： 大钟、太溪、涌泉、然谷、太冲，三阴交

奇穴： 1号穴、7号穴、17号穴、29号穴

有效反射区

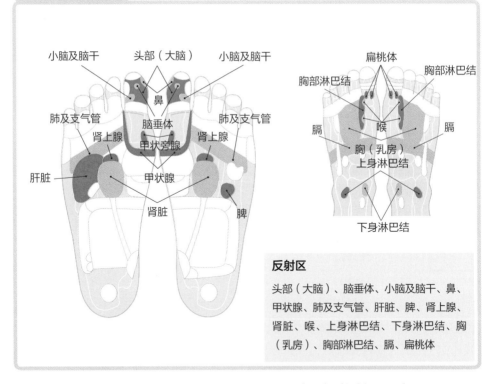

反射区

头部（大脑）、脑垂体、小脑及脑干、鼻、甲状腺、肺及支气管、肝脏、脾、肾上腺、肾脏、喉、上身淋巴结、下身淋巴结、胸（乳房）、胸部淋巴结、膈、扁桃体

═══ ● 足浴治疗咳嗽的配方 ═══

鱼腥草150克，杏仁100克，桑叶100克，菊花100克，桔梗80克，甘草50克，麻黄30克。水煎后浴足，用于清热化痰、宣肺理气，适用于痰热咳嗽。

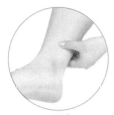

三阴交

依次点按大钟、太溪、涌泉、然谷、太冲、三阴交、1号穴、7号穴、17号穴、29号穴各2~3分钟，力度中等。

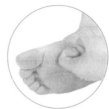

食指指间关节点法

用拇指指端点法、食指指间关节点法、拇指关节刮法、按法、食指关节刮法、双指关节刮法、拳刮法、拇指推法、擦法、拍法等作用于相应反射区，各操作2分钟，以局部酸胀为佳。

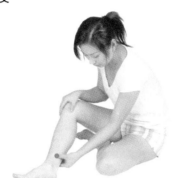

1

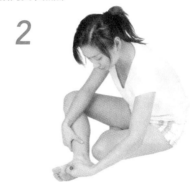

2

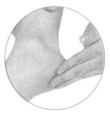

使用放松休闲手法进行局部放松，用力擦足跟部。

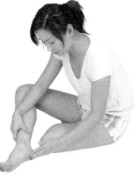

3

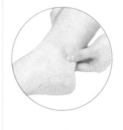

可用热净水浴足后施按，注意保温；点揉宜深透，擦摩宜发红微热。

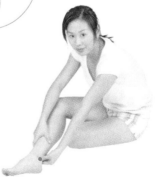

4

注意事项

　　重点按摩双脚背面（不是脚底，足大趾根部两侧的部位即扁桃体的反射区，只要扁桃体发炎时，这个部位就会很疼，所以很容易找到。左、右足大趾都要按摩，一只脚趾按摩5分钟，二个足大趾共按摩10分钟）。重点按摩扁桃体反射区后，患者咽喉肿痛的现象会明显减轻。

第三章　呼吸系统疾病的足部保健按摩疗法

⑪ 肺炎

　　肺炎临床上以突发寒战、高热、胸痛、咳嗽、咳痰为主要症状。患者多见于20～40岁之间，冬、春季发病率较高；选用有效抗生素抗菌治疗，配合相应的足部保健按摩，可减轻患者症状，加快疾病治愈。

● 按摩取穴

经穴：太溪、太冲、涌泉、然谷、公孙、丘墟、足临泣、解溪、昆仑

奇穴：4号穴、5号穴、18号穴

有效反射区

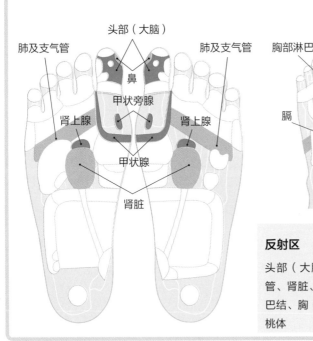
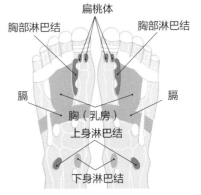

反射区

头部（大脑）、鼻、甲状腺、肺及支气管、肾脏、肾上腺、上身淋巴结、下身淋巴结、胸（乳房）、胸部淋巴结、膈、扁桃体

● 足浴治疗肺炎的配方

　　金银花、黄芩、桑白皮各15克，葶苈子30克，薄荷、鱼腥草、桔梗各6克。以上药材加清水500～1000毫升，煎沸后，取药液倒入脚盆内，待水温稍凉后，浸泡双足30分钟。每日1~2次。

图解手足对症按摩一学就会

操作手法与步骤

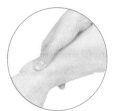

中等力度点揉太溪、太冲、涌泉、然谷、公孙、丘墟、足临泣、解溪、昆仑、4号穴、5号穴、10号穴，各1~2分钟。

解溪

1

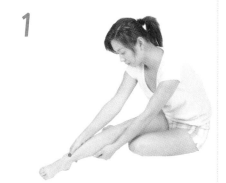

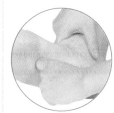

用拇指指端点法、食指指间关节点法、拇指关节刮法、按法、食指关节刮法、双指关节刮法、拳刮法、拇指推法、擦法、拍法等手法作用于相应反射区，各操作2分钟，以局部酸痛为佳。

食指关节刮法

2

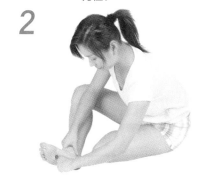

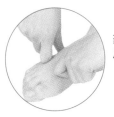

可先用混有相关药水的热水浴足，然后再按摩。

3

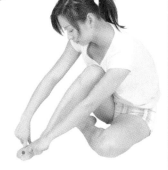

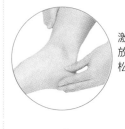

敏感点用重手法刺激，或借助按摩工具；用放松休闲手法进行局部放松，用力擦足跟部。

4

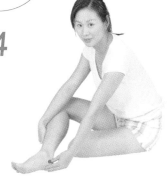

注意事项

（1）按摩治疗小儿支气管肺炎主要起辅助治疗作用，对轻症患儿有一定疗效。

（2）重症患儿必须到医院就诊，以免延误病情，出现危险。

（3）患儿所住房间要保持空气新鲜，温度适宜。

第三章 呼吸系统疾病的足部保健按摩疗法

本章看点

● 肺心病

　　肺心病可分为急性和慢性两类，长期坚持足疗有很好的疗效

● 高血压

　　通过长期足浴治疗，可以有效控制血压升高

● 低血压

　　低血压者要注意休息和营养的补充

● 心悸

　　常心悸者要适度运动，足疗可辅助缓解症状

● 中风后遗症

　　中风后 3 个月内是治疗的最佳时期，要及时治疗

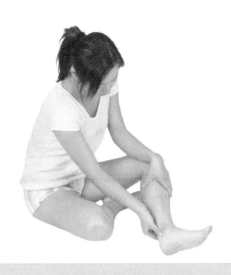

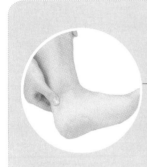

第四章
心血管系统疾病的足部保健按摩疗法

　　心血管疾病，通常也被称为循环系统疾病。这类病症主要是由人体内运送血液的器官和组织发生异常引发的，主要包括心脏、血管（动脉、静脉、毛细血管）疾病，有急性和慢性病症之分，往往都与动脉硬化有关。心血管疾病都有着相似的病因、病发过程，所以在治疗方法上也有一定的相似性，本章主要介绍一些相关的足部保健按摩疗法和足浴小知识。

(12) 肺心病

肺心病是常见的心脏病，可分为急性和慢性两类，临床上以后者多见。多在寒冷季节发病，临床表现为长期慢性咳嗽、咳痰或哮喘，并逐渐出现乏力、呼吸困难、心悸、头痛、嗜睡、少尿等症状。原因在于慢性肺病而导致心功能受损，心脏不能堪负重压，从而表现出多种心脏症状。

● 按摩取穴

经穴： 涌泉、太溪、然谷、太冲

奇穴： 7号穴、17号穴、29号穴

有效反射区

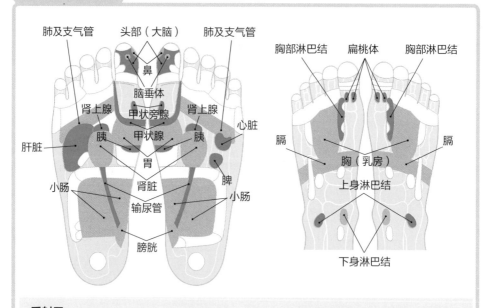

反射区

头部（大脑）、脑垂体、鼻、甲状腺、肺及支气管、心脏、肝脏、脾、肾上腺、肾脏、输尿管、膀胱、胃、小肠、胰、上身淋巴结、下身淋巴结、胸（乳房）、胸部淋巴结、膈、扁桃体

● 足浴治疗肺心病的配方

艾叶15克，加水煮5分钟。忌天天泡艾叶，一周1~2次即可。

操作手法与步骤

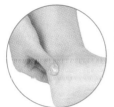

太溪

按揉涌泉、太溪、然谷、太冲、7号穴、17号穴、29号穴，各1~2分钟。

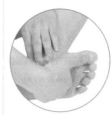

拇指指端点法

用拇指指端点法、食指指间关节点法、拇指关节刮法、按法、食指关节刮法、双指关节刮法、拳刮法、拇指推法、擦法、拍法等手法作用于相应反射区，各操作2分钟，以局部酸痛为佳。

1

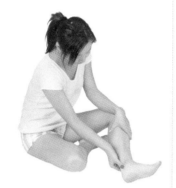

2

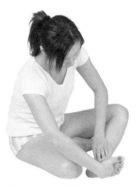

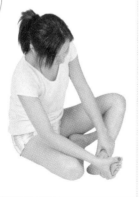

擦足心足跟，拔摇各趾；推足底足大趾腹及第一跖趾关节。

3

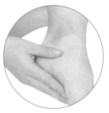

按摩前可先用混有相关药水的热水浴足，也可以视情况加用壮肾健脾或急救的穴区。手法多以中度为佳。

4

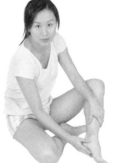

第四章　心血管系统疾病的足部保健按摩疗法

注意事项

（1）平时宜多吃萝卜、梨、枇杷、冬瓜、西瓜等新鲜蔬菜水果，有助于养肺清痰。必须戒烟。忌食辛辣、发物、肥肉、酒类等刺激性和不易消化的食物。

（2）改善环境，消除有害烟雾、粉尘和有害气体对呼吸道的刺激。

（3）按时休息，谨防劳累过度。保持居室清洁温暖、空气流通。注意季节变化，及时添加衣被，预防呼吸道感染。

⑬ 高血压

高血压是一种以动脉血压升高为主要表现的疾患。一般临床表现为血压持续地超过140/90毫米汞柱，多伴有晕眩、头痛、头胀、耳鸣、心悸、手指发麻、面红、烦躁、失眠等症。临床治疗可服用各种降压药物，但多有不同程度的副作用。

● 按摩取穴

经穴： 涌泉、侠溪、太冲、解溪、太溪、行间、至阴

奇穴： 16号穴、22号穴、23号穴

有效反射区

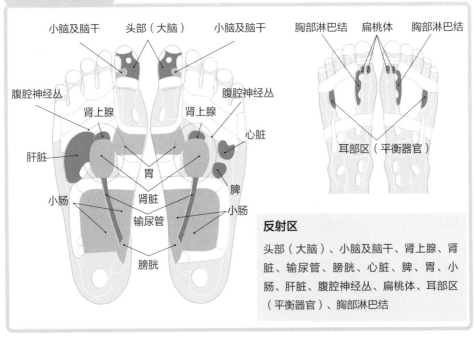

反射区

头部（大脑）、小脑及脑干、肾上腺、肾脏、输尿管、膀胱、心脏、脾、胃、小肠、肝脏、腹腔神经丛、扁桃体、耳部区（平衡器官）、胸部淋巴结

● 足浴治疗高血压的配方

1. 桂枝15克，桑枝30克，桑叶15克。水煎取汁混入水中浴足，每日1次，每次1剂。可清热平肝、活血通脉。适用于高血压、头疼、头晕、耳鸣。

2. 桑叶、桑枝各50克，芹菜100克。水煎取汁约半盆，临睡前趁温浸脚，泡至水冷为止，每日浸1次，适用于各种高血压。

3. 白矾100克，研为细末，溶于开水内，候温，浸足。1次30～60分钟，每日3次。

图解手足对症按摩一学就会

操作手法与步骤

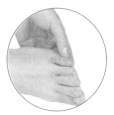

至阴

用力点揉涌泉、侠溪、太冲、解溪、太溪、行间、至阴、16号穴、22号穴、23号穴，各2～3分钟。

1

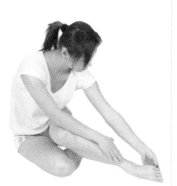

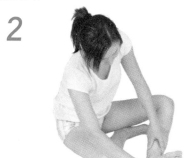

食指指间关节

用拇指指端点法、食指指间关节点法、拇指关节刮法、按法、食指关节刮法、双指关节刮法、拳刮法、拇指推法、擦法、拍法等手法作用于相应反射区，各操作3～5分钟，以局部酸痛为佳。

2

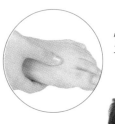

摇拔各趾，擦足心、摩足跟；推第一、二趾，滑背侧间隙。

3

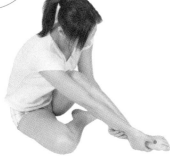

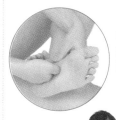

按摩前可先用混有相关药水的热水浴足，然后也可根据情况的不同增加肾、腹等穴区。

4

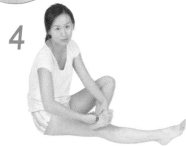

注意事项

俗话说：双脚如命根，治疗治全身。运用卵石磨脚，来刺激其皮肤神经末梢感受器，通过中间神经来调节器官的作用，促进血液循环，加强新陈代谢。足疗卵石对高血压有益。患者可赤脚在凹凸不平的鹅卵石小径上踩踏或行走。踏鹅卵石的时间可安排在早上，每次15分钟以上。踩踏时需防跌倒，天亮时要防止感冒。

⑭ 低血压

如果收缩压持续低于90毫米汞柱，舒张压低于60毫米汞柱，即称为低血压。患有低血压的人经常会有头晕耳鸣、目眩、乏力、气短、脚底发冷、自汗、盗汗等症状，严重者会出现恶心、呕吐、晕厥等症状。

● 按摩取穴

经穴： 涌泉、三阴交、隐白、太白、冲阳、内庭

奇穴： 3号穴、26号穴

有效反射区

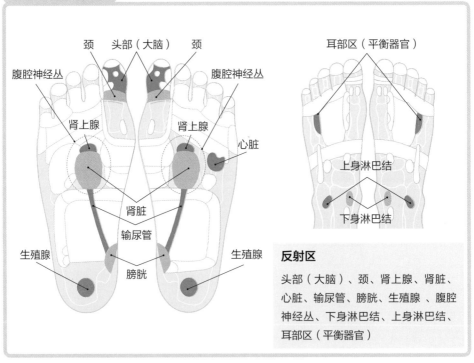

颈　头部（大脑）　颈

腹腔神经丛　　　　　腹腔神经丛

肾上腺　　　肾上腺

心脏

肾脏

输尿管

生殖腺　　　　　　生殖腺

膀胱

耳部区（平衡器官）

上身淋巴结

下身淋巴结

反射区

头部（大脑）、颈、肾上腺、肾脏、心脏、输尿管、膀胱、生殖腺、腹腔神经丛、下身淋巴结、上身淋巴结、耳部区（平衡器官）

◆ 足浴治疗低血压的配方

桂枝、肉桂各30克，炙甘草15克。每日2剂。1剂水煎服，日服2次或顿服，或频频饮服。1剂煎水泡足，每日1~2次，每次浸泡双足30分钟。

操作手法与步骤

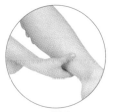

三阴交

点按涌泉、隐白、太白、冲阳、内庭、三阴交、3号穴、26号穴等穴，各2~3分钟。

1

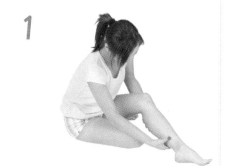

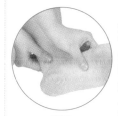

按法

用拇指指端点法、食指指间关节点法、拇指关节刮法、按法、食指关节刮法、双指关节刮法、拳刮法、拇指推法、擦法、拍法等手法作用于相应反射区，各操作3~5分钟，以局部酸痛为佳。

2

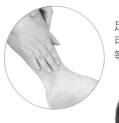

揉足跟、擦足心、足跟及内外踝部至热，可用足部踩法施于足跟等部位。

3

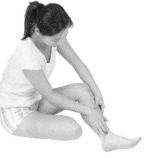

按摩前可先用混有相关药水的热水浴足。如感到乏力气短、脚底心凉者可增加肾、脾等穴区操作。手法上，应根据症状以选择轻重。

4

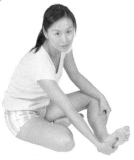

第四章 心血管系统疾病的足部保健按摩疗法

注意事项

（1）及时看医生，确定造成低血压的原因。

（2）增加饮食营养、多食温补脾肾的食物。

（3）适当增咖食盐的摄入量，可提高血压，改善头晕、困倦无力等症状，但食盐摄入量不可太高。

（4）常吃生姜，能促进消化、健胃、升高血压。可将姜末撒于菜汤中或用姜末泡水代茶。

（5）少吃冬瓜、西瓜、芹菜、山楂、苦瓜、绿豆、大蒜、海带、洋葱、葵花籽等具降压效果的食品。

（6）积极参加体育锻炼，增强体质。

(15) 心悸

心悸是患者自觉心中悸动不安，甚至不能自主的一种病症。临床主要表现为经常伴有失眠、健忘、晕眩、多梦、耳鸣等症状。不仅听诊心率常超过140次/分钟，而且心电图显示多为心跳过速。

● 按摩取穴

经穴： 涌泉、太冲、公孙、太溪

奇穴： 失眠、3号穴

有效反射区

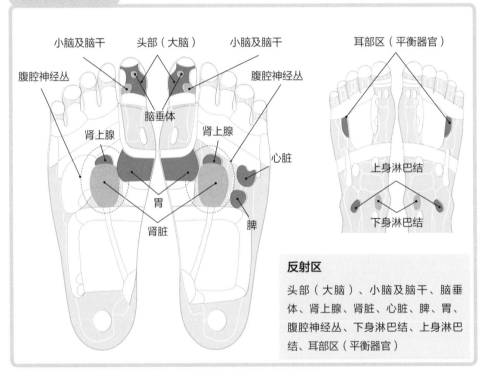

小脑及脑干　头部（大脑）　小脑及脑干　　　耳部区（平衡器官）

腹腔神经丛　　　　　　　　　腹腔神经丛

脑垂体

肾上腺　　　肾上腺　　心脏　　　　上身淋巴结

胃　　　　　脾　　　　　下身淋巴结

肾脏

反射区

头部（大脑）、小脑及脑干、脑垂体、肾上腺、肾脏、心脏、脾、胃、腹腔神经丛、下身淋巴结、上身淋巴结、耳部区（平衡器官）

● 足浴治疗心悸的配方

芥末200~500克，以少量水调成糊状，直至出现芥子油气味，混入水中浴足，每日1次，可活血通络，适用于冠心病、心悸、心绞痛等。

操作手法与步骤

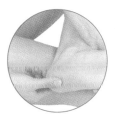

失眠

点揉涌泉、太冲、公孙、太溪、失眠、3号穴各2分钟。

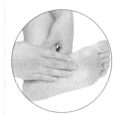

擦法

用拇指指端点法、食指指间关节点法、拇指关节刮法、按法、食指关节刮法、双指关节刮法、拳刮法、拇指推法、擦法、拍法等手法作用于相应反射区，各操作3～5分钟，以局部酸痛为佳。

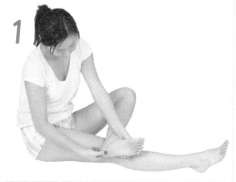

1

2

重擦足底，点揉心区、肾区、胸膈区等；拔摇各趾，掐跖趾关节。

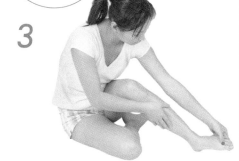

3

根据情况可再加用相关症状的反应穴区；操作宜和缓持续，按摩后可暖身安睡。

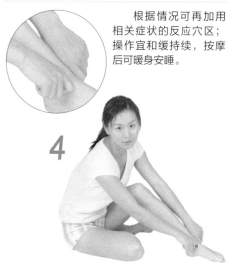

4

注意事项

（1）平时注意营养，少吃动物脂肪或胆固醇含量较高的食物，如蛋黄、鱼卵、动物肝脏等，少吃肉，多吃鱼和豆制品，多吃蔬菜和水果。

（2）保证充足睡眠，不能过度劳累。

（3）适量运动，饭后慢慢散步，或者打太极拳。

（4）洗澡的时候注意时间不要太长，温度要适度，最好在家人的陪伴下洗澡。

16 中风后遗症

中风后遗症是急性脑血管病所遗留的一种病症，在临床上主要表现为半身不遂、口眼歪斜、语言蹇涩、口角流涎、吞咽困难、脚底麻木等症状。

● 按摩取穴

经穴： 太冲、仆参、解溪、金门、丘墟、中封、昆仑

奇穴： 心区点、肝区点、肾区点、足后四白

有效反射区

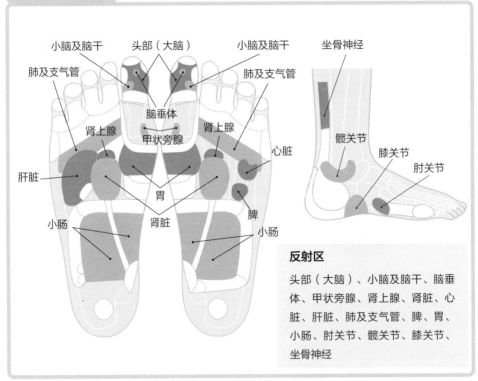

反射区

头部（大脑）、小脑及脑干、脑垂体、甲状旁腺、肾上腺、肾脏、心脏、肝脏、肺及支气管、脾、胃、小肠、肘关节、髋关节、膝关节、坐骨神经

● 足浴治疗中风的配方

伸筋草、透骨草、红花各3克，加水2000毫升煮沸10分钟，混入水中泡手和浴足，每日3次，连续2月。可舒筋活络、活血化淤，用于中风所致手足痉挛者。

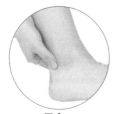

昆仑

重手法点按仆参、金门、太冲、解溪、丘墟、中封、昆仑、心区点、肝区点、肾区点、足后四白等穴，各2～3分钟。

1

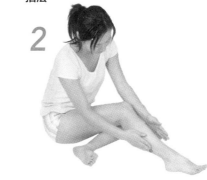

拍法

用拇指指端点法、食指指间关节点法、拇指关节刮法、按法、食指关节刮法、双指关节刮法、拳刮法、拇指推法、擦法、拍法等手法作用于相应反射区，各操作3～5分钟，力度可逐渐加重。

2

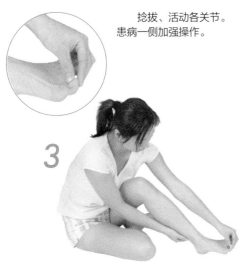

捻拔、活动各关节。患病一侧加强操作。

3

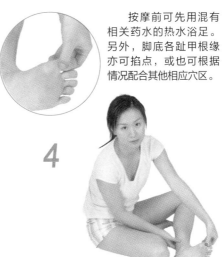

按摩前可先用混有相关药水的热水浴足。另外，脚底各趾甲根缘亦可掐点，或也可根据情况配合其他相应穴区。

4

注意事项

　　点按肝脏、肺脏反射区可以调气理经，点按风池穴可以息风通络，点按肩井穴可以调理周身的阳气，配合局部穴位可达到治疗本病的功效。

　　如果患者阴火旺则需加按涌泉穴、曲池穴，治疗的时候疗效至关重要。对中风后遗症患者必须尽早治疗，发病后的前3个月是康复的最佳时机。

本章看点

- 呃逆
  呃逆也叫膈肌痉挛，可对照相关反射区进行治疗

- 便秘
  精神紧张或作息不规律时容易引起便秘

- 消化不良
  儿童消化不良时，要注意力度轻重进行足疗

- 慢性胃炎
  病程较长，症状持续或反复发作

- 慢性肠炎
  慢性肠炎得病之初就要重视

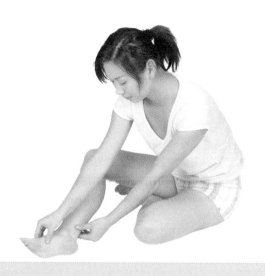

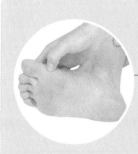

第五章
消化系统疾病的足部保健按摩疗法

消化系统疾病是发生在口腔、唾液腺、食管、胃、肠、肝、胆、胰腺、腹膜及网膜等脏器的疾病。本章就一些日常生活中常见的消化系统疾病，如慢性胃炎、腹泻、胃下垂、呕吐、慢性肠炎、消化不良等，详细介绍相关的足部保健按摩治疗方法，让读者在家就可以轻松治疗这些疾病。另外还附加了一些足浴方法和病症的注意事项，让读者将防护与治疗相结合。

17 呃逆

呃逆亦称膈肌痉挛，是由于迷走神经和膈神经受到刺激后，使膈肌产生间歇性的收缩运动所致，以气逆上冲，呃声频频短促，使人不能自主为典型表现。难治性呃逆可使患者十分难受，常提示膈肌周围有病变。

● 按摩取穴

经穴： 涌泉、大都、冲阳、太白、公孙、足窍阴

奇穴： 10号穴、19号穴、27号穴

有效反射区

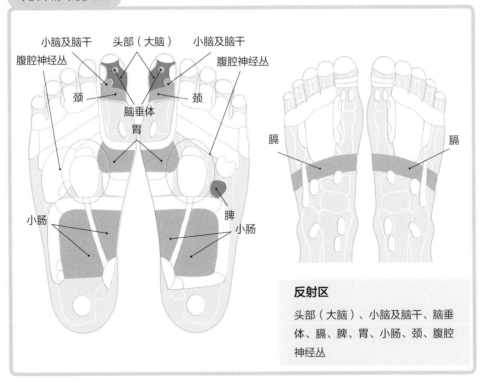

反射区

头部（大脑）、小脑及脑干、脑垂体、膈、脾、胃、小肠、颈、腹腔神经丛

● 足浴治疗呃逆的配方

陈皮、法半夏、吴茱萸、干姜、川椒各10克，芫荽50克。将诸药择净，放入药罐中，加清水适量浸泡5~10分钟后，水煎取汁，放入浴盆中，待温时浴足。

图解手足对症按摩一学就会

操作手法与步骤

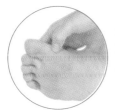

大都

掐点足窍阴2分钟，点揉涌泉、大都、冲阳、太白、公孙、10号穴、18号穴、27号穴，各1~2分钟。

1

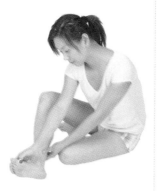

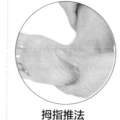

拇指推法

用拇指指端点法、食指指间关节点法、按法、双指关节刮法、拳刮法、拇指推法、擦法、拍法等作用于相应反射区，各操作3~5分钟，以局部酸痛为佳，横膈膜、胃、腹可延长操作时间。

2

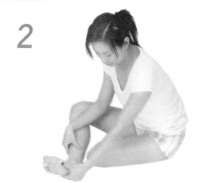

在第一、二跖骨与第二、三跖骨足底缝隙中深推，推擦足底内侧。

3

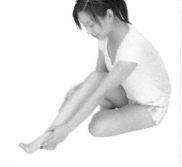

按摩时手法宜由轻到重，如果长时间反复呃逆或伴吐射、舌强等，应立即去医院检查。

4

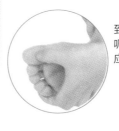
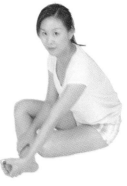

注意事项

（1）培养良好的饮食习惯，避免暴饮暴食，按摩期间禁食冷饮及酸、辣等刺激性食物。

（2）要注意保暖，避免寒凉的刺激。

（3）按摩治疗本病时，应采用较重的手法，但不可太用力，要由轻到重，让患者可以忍受。

18 便秘

便秘属于大肠传导功能失常，粪便不能及时排出所形成的症状。表现为大便闭结不通，排便间隔时间延长，或虽有便意但排便困难。在长期紧张工作、用脑过度的人及老年人中易出现。对长期便秘者进行身体检查，可见其直肠及肛门附近有粪石存在。

● 按摩取穴

经穴： 解溪、太白、涌泉、大钟、三阴交、内庭、大都、商丘

奇穴： 炉底三针

有效反射区

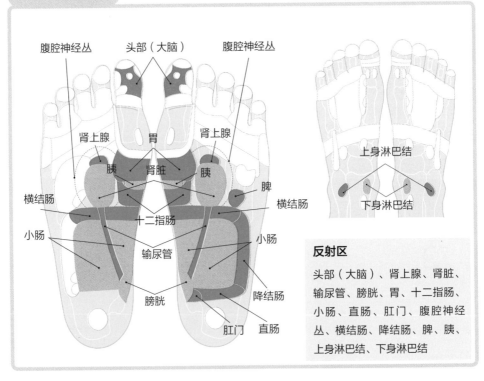

腹腔神经丛　头部（大脑）　腹腔神经丛

肾上腺　胃　肾上腺

胰　肾脏　胰　脾

横结肠　横结肠

小肠　十二指肠　小肠

输尿管

降结肠

膀胱

肛门　直肠

上身淋巴结

下身淋巴结

反射区

头部（大脑）、肾上腺、肾脏、输尿管、膀胱、胃、十二指肠、小肠、直肠、肛门、腹腔神经丛、横结肠、降结肠、脾、胰、上身淋巴结、下身淋巴结

● 足浴治疗便秘的配方

用花椒、生姜、盐、醋、小茴香等浴足并按摩，对功能性便秘有较好的防治效果。

图解手足对症按摩一学就会

操作手法与步骤

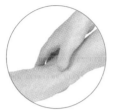

按揉足部足底涌泉穴2分钟；点按解溪、太白、内庭、大都、商丘、大钟、三阴交、炉底三针各1~2分钟。

解溪

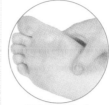

用拇指指端点法、食指指间关节点法、拇指关节刮法、按法、食指关节刮法、双指关节刮法、拳刮法、拇指推法、擦法、拍法等手法作用于相应反射区，各操作3~5分钟，以局部酸痛为佳。

拇指指端点法

1

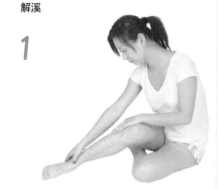

2

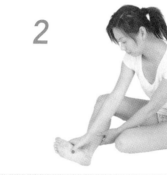

3

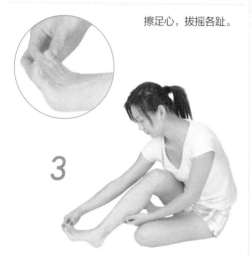

擦足心，拔摇各趾。

4

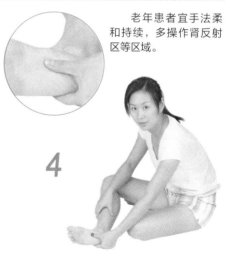

老年患者宜手法柔和持续，多操作肾反射区等区域。

注意事项

便秘主要有三个原因：

（1）饮食结构不合理。偏爱蛋白质含量高和辛辣的食物。高蛋白食物在肠道中运行的速度缓慢，并且能滋生很多有害物质。

（2）年老体弱。老年人体质下降，胃肠运动能力同样下降，加上肛周肌肉力量下降，因而导致便秘。

（3）过度消瘦的女性。有些女性为了苗条，对油脂退避三舍，殊不知适量的脂肪摄入对身体是很必要的，如果脂肪摄入量过少就会导致大便干燥。

⑲ 消化不良

消化不良是由于外感病邪或食物因素及饮食过度影响肠胃的消化功能而引起的。消化不良通常表现为断断续续地有上腹部不适或疼痛、饱胀、胃灼热、嗳气、腹泻等现象发生。本症患者常因胸闷、早饱感、肚子胀等不适而不愿进食或尽量少进食，夜里也不易安睡，睡后常有噩梦。

● 按摩取穴

经穴： 内庭、解溪、公孙、商丘、冲阳、大都、太白

奇穴： 里内庭、6号穴

有效反射区

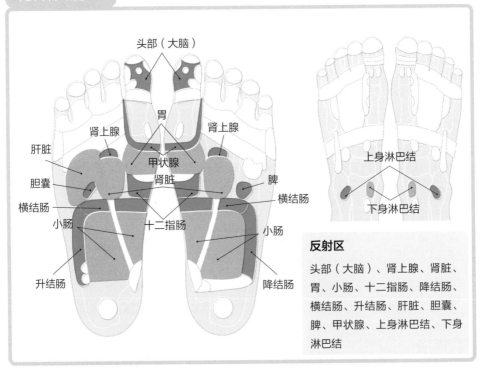

头部（大脑）

肾上腺 胃 肾上腺

肝脏 甲状腺

胆囊 肾脏 脾

横结肠 横结肠

小肠 十二指肠 小肠

升结肠 降结肠

上身淋巴结

下身淋巴结

反射区

头部（大脑）、肾上腺、肾脏、胃、小肠、十二指肠、降结肠、横结肠、升结肠、肝脏、胆囊、脾、甲状腺、上身淋巴结、下身淋巴结

━━● 足浴治疗小儿消化不良的配方 ●━━

吴茱萸、桔梗、水煎取汁1000毫升，足浴治疗小儿水泻和消化不良。

操作手法与步骤

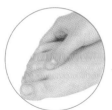

内庭

点揉内庭、解溪、公孙，揉商丘、冲阳、大都、太白、里内庭、6号穴，各1～2分钟。

1

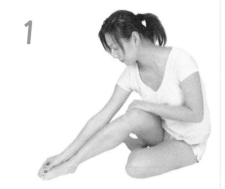

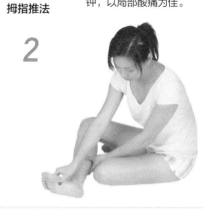

用拇指指端点法、食指指间关节点法、拇指关节刮法、按法、食指关节刮法、双拇关节刮法、单刮法、拇指推法、擦法、拍法等手法作用于相应反射区，各操作3～5分钟，以局部酸痛为佳。

拇指推法

2

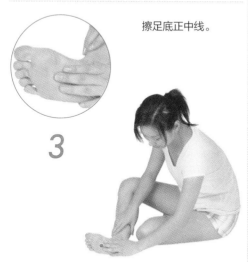

擦足底正中线。

3

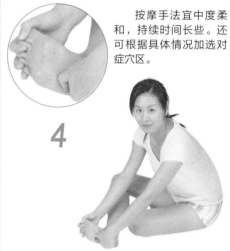

按摩手法宜中度柔和，持续时间长些。还可根据具体情况加选对症穴区。

4

注意事项

（1）按摩的手法应该轻重相宜，不要让孩子觉得不舒服。

（2）每天按摩5～10分钟即可，坚持3个月以上效果较好。

（3）按摩时室内温度应该在22℃以上，避免孩子着凉。

（4）本手法不宜在空腹时或饭后进行。

㉕ 慢性胃炎

慢性胃炎是由于长期受到伤害性刺激、反复摩擦损伤、饮食无规律、情绪不佳等引起的一种胃黏膜炎性病变。此病病程较长，症状持续或反复发作，通常表现为食欲减退，上腹部不适或隐痛，嗳气、吞酸、口苦、便秘、恶心、呕吐等。

● 按摩取穴

经穴：内庭、大都、太白、公孙、解溪、隐白

奇穴：平痛、6号穴、10号穴、19号穴

有效反射区

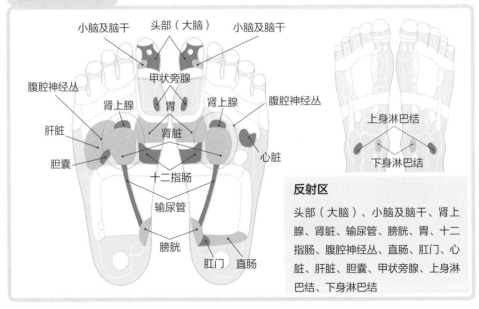

小脑及脑干　头部（大脑）　小脑及脑干

甲状旁腺

腹腔神经丛　　　　　　　　　　　　腹腔神经丛

肾上腺　胃　肾上腺

肝脏　　　肾脏

胆囊　　　　　　　　　心脏

十二指肠

输尿管

膀胱　　肛门　直肠

上身淋巴结

下身淋巴结

反射区

头部（大脑）、小脑及脑干、肾上腺、肾脏、输尿管、膀胱、胃、十二指肠、腹腔神经丛、直肠、肛门、心脏、肝脏、胆囊、甲状旁腺、上身淋巴结、下身淋巴结

● 足浴治疗慢性胃炎的配方

1. 生姜30克，木瓜500克，米醋500毫升，芍药50克。将上述药材处理后加水少许，煎煮至沸腾，待温热后，泡洗双脚30分钟，每日1次。

2. 党参40克，白术20克，苍术30克。上述药物加水1000毫升，煎煮至沸腾，待温热后，泡洗双脚30分钟，每日1次，10天为1个疗程。

3. 干姜30克、番泻叶20克。将上述药材加清水适量，水煎取汁，倒入脚盆中，待温时足浴，每次30分钟，每日2次，连续5天为1个疗程。

图解手足对症按摩一学就会

操作手法与步骤

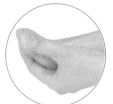

点按内庭、大都、太白、公孙、解溪、隐白、平痛、6号穴、10号穴、19号穴等穴，各2分钟。

隐白

1

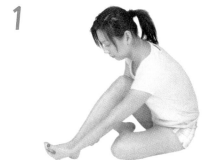

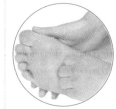

用拇指指端点法、食指指间关节点法、拇指关节刮法、按法、食指关节刮法、双指关节刮法、拳刮法、拇指推法、擦法、拍法等手法作用于相应反射区，各操作3～5分钟，以局部酸痛为佳。

拳刮法

2

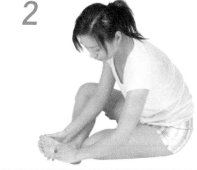

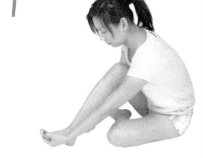

擦足底正中线。

3

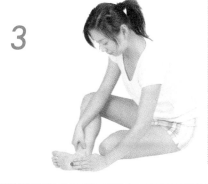

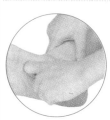

按摩手法宜中度柔和，持续时间长些。还可根据具体情况加选对症穴区。

4

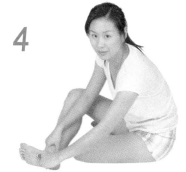

注意事项

（1）注意要吃有营养的食物，多吃高蛋白及高维生素的食物，保证营养充足，防止贫血。

（2）当口服抗生素治疗某种炎症疾病时，应同时饮用酸性物质。

21 慢性肠炎

　　该病患者大便次数增多，粪便稀薄，甚至为水样或白冻便，还表现为面色不华、精神不振、少气懒言、四肢乏力、喜温怕冷。如在急性炎症期，除发热外，可见失水、休克、出血等。常见黎明前腹痛、腹鸣即泻，泻后则安，并有长期反复发作的趋势。

● 按摩取穴

经穴： 解溪、冲阳、内庭、隐白、大都、太白、公孙、商丘

奇穴： 平痛、6号穴、10号穴、19号穴

有效反射区

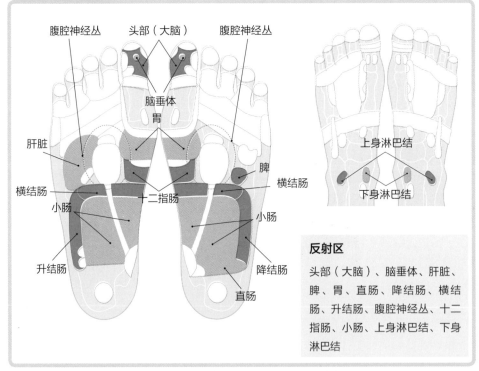

腹腔神经丛　头部（大脑）　腹腔神经丛

脑垂体
胃

肝脏

横结肠　　　十二指肠　　　横结肠
小肠　　　　　　　　　　脾

小肠

升结肠

降结肠

直肠

上身淋巴结

下身淋巴结

反射区

头部（大脑）、脑垂体、肝脏、脾、胃、直肠、降结肠、横结肠、升结肠、腹腔神经丛、十二指肠、小肠、上身淋巴结、下身淋巴结

◀●▶ 足浴治疗慢性肠炎的配方

　　桂枝20克，麻黄、羌活、独活各15克，红花、细辛、艾叶各10克。加清水适量浸泡5~10分钟。

操作手法与步骤

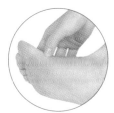

大都

按揉内庭、大都、公孙、解溪、冲阳、太白、商丘、隐白、10号穴、19号穴、平痛、6号穴，各1～2分钟。

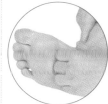

拳刮法

用拇指指端点法、食指指间关节点法、拇指关节刮法、按法、食指关节刮法、双指关节刮法、拳刮法、拇指推法、擦法、拍法等手法作用于相应反射区，各操作3～5分钟，以局部酸痛为佳。

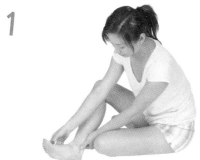

1

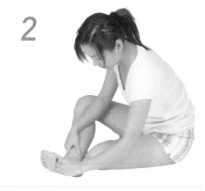

2

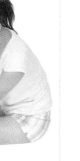

重擦足心正中线。

3

手法宜温煦柔和，不能用力过大。

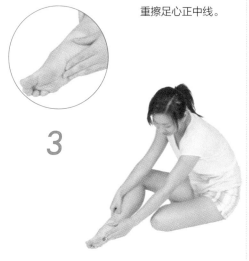

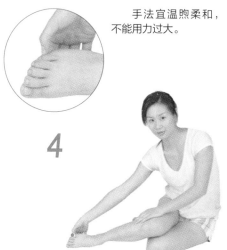

4

注意事项

（1）注意休息和营养，多吃易消化的食物，如米汤、蔬菜，如果腹寒、腹痛、腹泻，也可以喝姜汤，调和胃气。同时忌食辛辣和油腻的食物。

（2）在有条件的情况下，可配合红外线、拔罐、针灸等疗法，以提高疗效。此外要保持心情舒畅，避免强烈刺激，要树立战胜疾病的信心。

本章看点

● 慢性肾炎
　慢性肾炎患者病情恶化，可导致尿毒症发生

● 前列腺炎
　患此病者除积极就医外，还应放松心情，调节生活

● 阳痿
　阳痿非致命性疾病，患者要放松心情，积极治疗

● 遗精
　遗精是正常生理现象，一般来说不是病

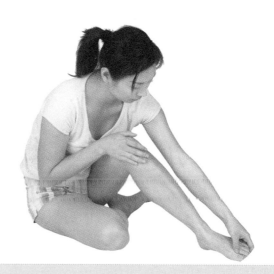

第六章

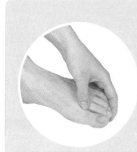

泌尿生殖系统疾病的
足部保健按摩疗法

泌尿生殖系统对维持人体正常生理功能有着非常重要的作用，由于受到病菌、病毒、微生物等病原体的感染或侵害而引发的一系列疾病统称为泌尿生殖系统疾病。常见的有泌尿感染、慢性肾炎、前列腺炎、阳痿、遗精等。本章主要介绍如何预防和治疗泌尿生殖系统疾病的足部保健按摩知识。

㉒ 慢性肾炎

慢性肾炎是多种病因引起的原发于肾小球的一种免疫性、炎症性疾病。主要症状为水肿和腰痛，轻者仅出现在眼睑和踝部，重者可遍及全身，并有腰部酸痛、尿短少、乏力等症状。如病情持续发展，肾功能将急剧恶化，而导致尿毒症的发生。

● 按摩取穴

经穴： 陷谷、太溪、然谷、涌泉、水泉、行间、蠡沟

奇穴： 炉底三针、肾区

有效反射区

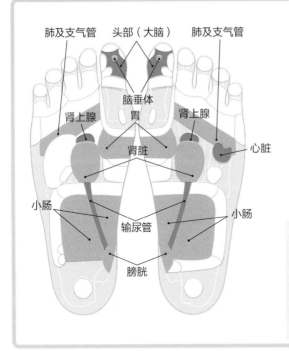

肺及支气管　头部（大脑）　肺及支气管
脑垂体
胃
肾上腺　　肾上腺
肾脏
心脏
小肠　　　　小肠
输尿管
膀胱

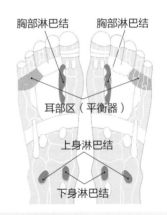

胸部淋巴结　胸部淋巴结
耳部区（平衡器）
上身淋巴结
下身淋巴结

反射区

头部（大脑）、脑垂体、肾上腺、肾脏、心脏、肺及支气管、胃、小肠、输尿管、膀胱、耳部区（平衡器官）、胸部淋巴结、上身淋巴结、下身淋巴结

● 足浴治疗慢性肾炎的配方

麻黄、桂枝、川芎、大黄、黄芪、丹参、枸杞子、连翘、苦参、白花蛇舌草、桑寄生各20克，将以上药材装入纱布袋中，用热水浸泡，待水温至40℃时，患者将双足脚踝浸入水中，适应后，不断加入热水，至患者出汗，全过程30～40分钟，汗后静卧。每日1次，4周为1个疗程。

图解手足对症按摩一学就会

112

操作手法与步骤

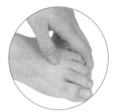

陷谷

持续点揉陷谷、太溪、然谷、水泉、行间、蠡沟、涌泉、炉底二针、肾区等穴，各2分钟左右。

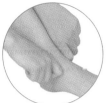

双指关节刮法

用拇指指端点法、食指指间关节点法、拇指关节刮法、按法、食指关节刮法、双指关节刮法、拳刮法、拇指推法、擦法、拍法等手法作用于相应反射区，各操作3～5分钟，以局部酸痛为佳。

1

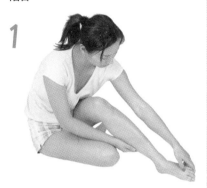

2

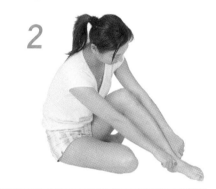

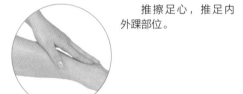

推擦足心，推足内外踝部位。

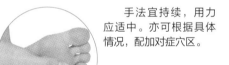

手法宜持续，用力应适中。亦可根据具体情况，配加对症穴区。

3

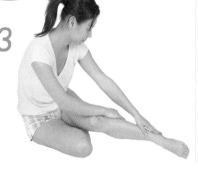

4

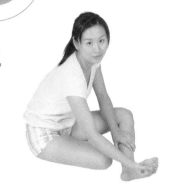

注意事项

患者的生活要有规律，不要过度劳累，要保持充足睡眠，精神愉快，避免风寒，避免房事，戒烟戒酒；饮食要有营养，食物类可食用红豆粥，肉类可食用牛肉、猪肉等，蔬菜宜吃冬瓜等，忌食肥肉、海鲜等食物。

23 前列腺炎

前列腺炎多是邻近之细菌感染累及前列腺造成的。常可见于尿急、尿频、尿时会阴部疼痛、尿后余尿不尽、尿白浊如淋浆，并有炎性分泌物从尿道排出，及神疲乏力、腰膝怕冷等症状。经常伴有急性膀胱炎等。

● 按摩取穴

经穴： 涌泉、然谷、太溪、三阴交、行间

奇穴： 14号穴

有效反射区

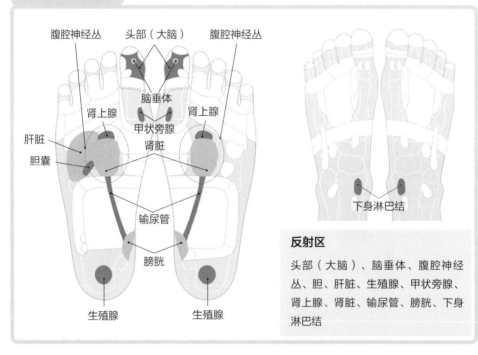

腹腔神经丛　头部（大脑）　腹腔神经丛

脑垂体

肾上腺　　　　　　　肾上腺
甲状旁腺

肝脏　　　　　　　　　肾脏

胆囊

输尿管

膀胱

生殖腺　　　　　　　生殖腺

下身淋巴结

反射区

头部（大脑）、脑垂体、腹腔神经丛、胆、肝脏、生殖腺、甲状旁腺、肾上腺、肾脏、输尿管、膀胱、下身淋巴结

● 足浴治疗前列腺炎的配方

丹参、鸡血藤、穿山甲、浙贝母、吴茱萸、黄连、大黄、肉桂、西洋参、泽兰、王不留行、猪苓等。温水沐足时，先饮水一杯，后水煎取汁倒入足浴盆中，水温以42～50℃之间为宜，浸泡搓洗足部25分钟左右即可。额头背部发汗为正常现象，按摩效果更佳。

操作手法与步骤

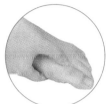

揉按涌泉、然谷、太溪、行间、三阴交、14号穴等穴，各2分钟。

行间

1

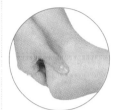

用拇指指端点法、食指指间关节点法、拇指关节刮法、按法、食指关节刮法、双指关节刮法、掌刮法、拇指推法、擦法、拍法等手法作用于相应反射区，各操作3~5分钟，以局部酸痛为佳。

食指关节刮法

2

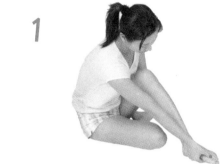

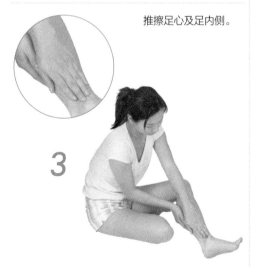

推擦足心及足内侧。

3

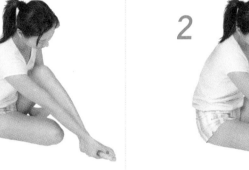

可根据具体情况加配相应穴区。按摩手法宜持续，力量应适中。

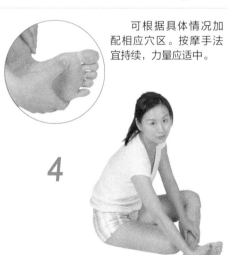

4

第六章 泌尿生殖系统疾病的足部保健按摩疗法

注意事项

（1）按摩时手法要轻重适度，忌用重力和反复按摩，以免引起疼痛和组织损伤。

（2）急性前列腺炎患者不能按摩。

（3）前列腺按摩时应注意前列腺液的性状，有条件时应进行镜检和相关检查。

（4）忌频繁按摩，两次按摩应有一段时间间隔。

（5）如按摩时发现前列腺压痛明显或质地坚硬、出现硬节等情况，应做进一步检查。

24 阳痿

阳痿是指男性阴茎始终不能勃起，或者勃起无力，硬而不坚。多因阴茎、睾丸、会阴部器质性病变，神经衰弱，以及大脑皮层机能紊乱等引起，也可由性生活时男子过度紧张亢奋导致，严重者还会影响生育。

● 按摩取穴

经穴： 涌泉、太溪、太冲、公孙、三阴交、解溪、陷谷

有效反射区

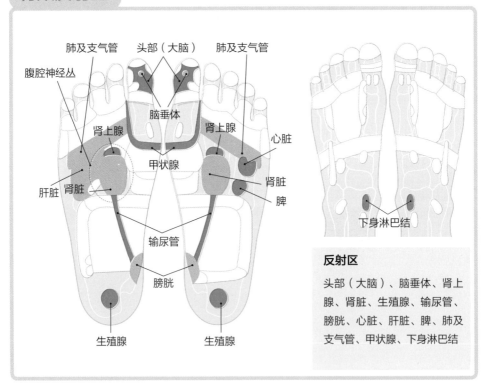

肺及支气管　　头部（大脑）　　肺及支气管
腹腔神经丛
脑垂体
肾上腺　　　　肾上腺　　心脏
甲状腺
肝脏　肾脏　　　　　　　肾脏
　　　　　　　　　　　脾
输尿管
下身淋巴结
膀胱
生殖腺　　　　　生殖腺

反射区

头部（大脑）、脑垂体、肾上腺、肾脏、生殖腺、输尿管、膀胱、心脏、肝脏、脾、肺及支气管、甲状腺、下身淋巴结

● 足浴治疗阳痿的配方

巴戟天、淫羊藿、金樱子、葫芦巴各20克，阳起石25克，柴胡15克。将阳起石先煎30分钟，去渣加入其余药物煮30分钟，取汁加入温水用蒸汽足浴盆浸泡双足30分钟，每日2次。

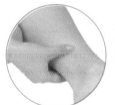

三阴交

点揉涌泉、太溪、太冲、公孙、解溪、陷谷、三阴交等穴，各2~3分钟。

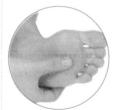

拇指推法

持续用拇指指端点法、食指指间关节点法、拇指关节刮法、按法、食指关节刮法、双指关节刮法、拳刮法、拇指推法、擦法、拍法等手法作用于相应反射区，各操作3~5分钟，以局部酸痛为佳。

1

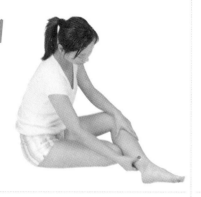

2

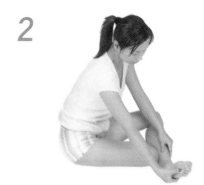

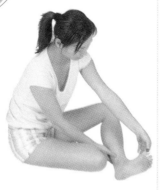

掐揉足大趾，擦足正中线。

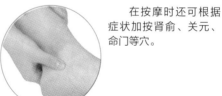

在按摩时还可根据症状加按肾俞、关元、命门等穴。

3

4

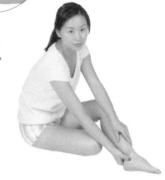

注意事项

  按摩时要保持足部皮肤的清洁，足部有炎症的病者，应治疗后再做按摩治疗。患者应在身心放松的情况下按摩，每日1次，手法应轻柔，不宜用力过猛，否则效果不佳。

(25) 遗精

遗精是指精液不因性生活而遗泄的病症。多是神经衰弱、劳伤心脾，或者性交过频、肾虚不固，以及色欲过度等所致。经常伴有头晕、神疲乏力、腰酸腿软、多梦、盗汗、烦热等症状。根据临床又可分为生理性遗精和病理性遗精两种。

● 按摩取穴

经穴： 太冲、太溪、然谷、公孙、至阴、中封、三阴交

有效反射区

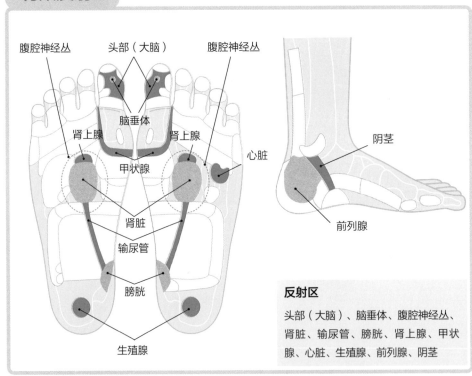

腹腔神经丛　头部（大脑）　腹腔神经丛

脑垂体

肾上腺　　　肾上腺

甲状腺　　　　心脏

肾脏

输尿管

膀胱

生殖腺

阴茎

前列腺

反射区

头部（大脑）、脑垂体、腹腔神经丛、肾脏、输尿管、膀胱、肾上腺、甲状腺、心脏、生殖腺、前列腺、阴茎

● 足浴治疗遗精的配方

仙鹤草40克、黄芩10克、丹皮10克、芡实30克、女贞子30克、狗脊15克、桑葚30克、知母12克、黄柏12克。每晚睡前浴足30分钟。

图解手足对症按摩一学就会

操作手法与步骤

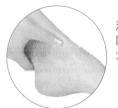

中封

持续点揉太冲、太溪、然谷、公孙、至阴、中封、三阴交等穴，各2分钟。

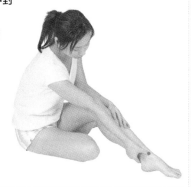

1

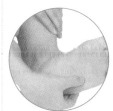

拇指指端点法

持续用拇指指端点法、食指指间关节点法、拇指关节刮法、按法、食指关节刮法、双指关节刮法、拳刮法、拇指推法、擦法、拍法等手法作用于相应反射区，各操作3~5分钟，以局部酸痛为佳。

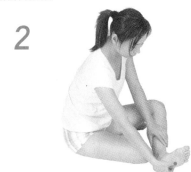

2

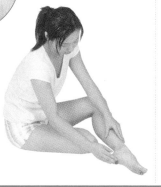

擦足底，推足跟，捻大趾。

3

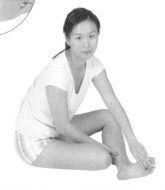

此症按摩手法宜持续且力度中等，具体可视情况加按肾俞、关元、气海等相关穴位。

4

注意事项

（1）消除恐慌、紧张、焦虑的心情，培养开朗、乐观、冷静的性格。

（2）注意生活起居，衣服应穿宽松些，夜间不要过饱进食，睡前用温水洗脚，被褥不宜过重，养成侧卧的好习惯。

（3）不要认为遗精是着耻的事而感到不好意思，遗精后要注意外生殖器的清洁，勤洗换内裤，预防尿道炎。

本章看点

● 三叉神经痛
三叉神经痛多见于中老年女性，发作时间短暂，亦可持续
数个小时

● 神经衰弱
过度疲劳或情绪不稳都容易导致神经衰弱

● 失眠
适当的足底按摩和足浴有助于睡眠

● 关节炎
关节炎患者人数呈逐年增长的态势，应引起足够的重视

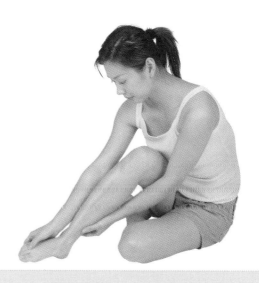

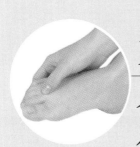

第七章
神经系统疾病的足部保健按摩疗法

神经系统疾病是指发生于中枢神经系统、周围神经系统、自主神经系统，以感觉、运动、意识、自主神经功能障碍为主要表现的疾病，又称神经病。而神经病对身体的危害是极大的，使身体不能正常地生长、发育、生殖，不能进行正常的新陈代谢活动。本章主要针对神经系统疾病介绍一些相关的足部保健按摩疗法和足浴小知识。

26 三叉神经痛

三叉神经痛多见于中老年女性，症状通常表现为突然在一侧面部或额部，发生刀割样、烧灼样、针凿样或搏动性剧烈疼痛。发作时间短暂，亦可持续数个小时，可因说话、打呵欠等动作引起。进入睡眠后，次日恢复正常。同时发作时还可伴有同侧面肌抽搐、面部潮红、流泪和流涎，故又称痛性抽搐。

● 按摩取穴

经穴： 内庭、太冲、行间、冲阳、申脉

奇穴： 2号穴

有效反射区

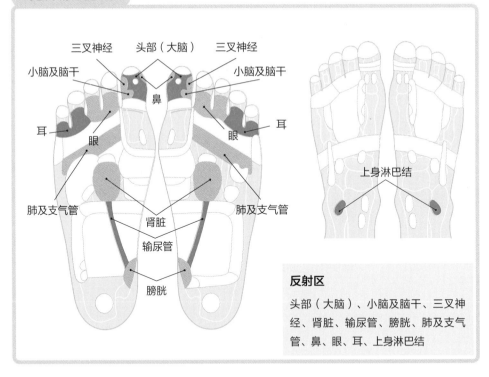

头部（大脑）、小脑及脑干、三叉神经、肾脏、输尿管、膀胱、肺及支气管、鼻、眼、耳、上身淋巴结

反射区
头部（大脑）、小脑及脑干、三叉神经、肾脏、输尿管、膀胱、肺及支气管、鼻、眼、耳、上身淋巴结

● 足浴治疗三叉神经痛的配方

当归、川芎、穿山甲、延胡索、白芍、麻黄、川椒、细辛各10克，水煎取汁足浴，每日2次，每次10~30分钟，连续1周。

图解手足对症按摩一学就会

操作手法与步骤

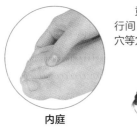

内庭

重点揉内庭、太冲、行间、冲阳、申脉、2号穴等穴，各1分钟。

1

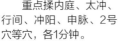

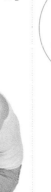

重点掐各趾蹼缘，重推足底各跖骨间隙及跖趾关节。

2

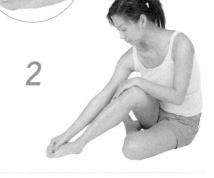

双指关节刮法

用拇指指端点法、食指指间关节点法、拇指关节刮法、按法、食指关节刮法、双指关节刮法、拳刮法、拇指推法、擦法、拍法等手法作用于相应反射区，各操作3～5分钟，以局部胀痛为佳。

3

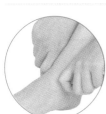

对女性患者应施以重手法，然后再用轻中度手法持续操作，不发病时亦应操作以起调节作用。

4

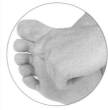

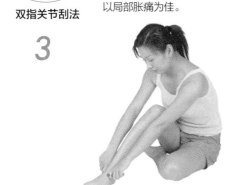

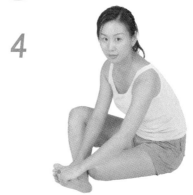

注意事项

（1）尽可能避免诱发疼痛的机械动作。

（2）吃软嫩、易嚼的食物，避免硬物刺激。

（3）用温水洗脸和刷牙，避免冷水刺激。

（4）保持乐观情绪，避免急躁、焦虑等情绪诱发疼痛。

（5）戒烟、酒，少吃辛辣食物。

㉗ 神经衰弱

　　神经衰弱是以神经过程中易于兴奋和疲劳为特点，并有情绪不稳定、睡眠障碍及自主神经功能紊乱等症状的一种神经系统疾病。主要表现为疲劳、头痛、腰痛、忧郁、失眠、食欲不振、记忆力减退等，且伴有健忘、心悸、纳少、早泄、阳痿、月经不调等现象。

● 按摩取穴

　　经穴： 厉兑、涌泉、太溪、三阴交、申脉、太冲、然谷

　　奇穴： 8号穴、3号穴

有效反射区

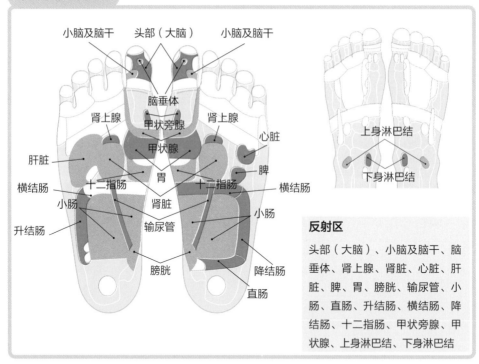

反射区

头部（大脑）、小脑及脑干、脑垂体、肾上腺、肾脏、心脏、肝脏、脾、胃、膀胱、输尿管、小肠、直肠、升结肠、横结肠、降结肠、十二指肠、甲状旁腺、甲状腺、上身淋巴结、下身淋巴结

●── 足浴治疗神经衰弱的配方

　　夜交藤60克，炒枣仁、合欢皮、柏子仁、丹参各15克。以上药材加清水1500毫升，煎沸10分钟，将药液倒入脚盆内，待温后浸泡双足30分钟，每日1～2次。

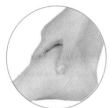

然谷

持续点揉厉兑、涌泉、申脉、太冲、太溪、三阴交、8号穴，3号穴、然谷等穴，各2分钟左右。

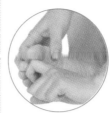

食指指间关节点法

持续用拇指指端点法、食指指间关节点法、拇指关节刮法、按法、食指关节刮法、双指关节刮法、拳刮法、拇指推法、擦法、拍法等作用于上述相应反射区，各操作3~5分钟，以局部胀痛为佳。

1

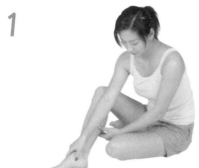

2

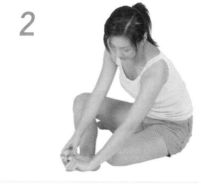

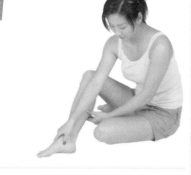

擦足心，捻掐各趾。

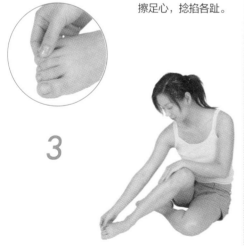

3

按摩手法宜和缓持续，视情况可加用相应穴区按摩。

4

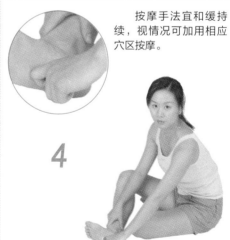

注意事项

（1）忌喝咖啡、浓茶、酒。适当参加体育活动，不但有助于正常神经活动的恢复，而且能增强体质。

（2）体力劳动对本病患者十分有益，许多患者参加一定的体力劳动后，病情会好转或痊愈。

28 失眠

    失眠是指常不能获得正常睡眠的症状。其临床表现会有不同：或思虑纷杂，不易入睡；或睡眠程度不深，醒后反觉疲乏；或时睡时醒，醒后再难以入睡，甚至整夜不能入睡。失眠的原因有多种，如精神紧张、兴奋、抑郁、恐惧、压力过重、环境改变、噪音等。

● 按摩取穴

    经穴： 涌泉、太溪、太冲、太谷、三阴交、足窍阴

    奇穴： 3号穴、失眠、心区、心包区

有效反射区

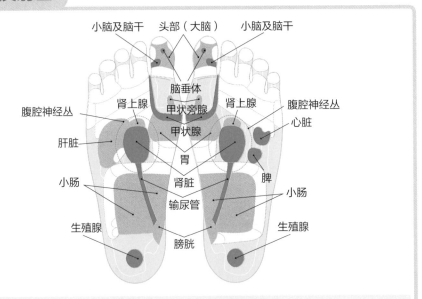

反射区

头部（大脑）、小脑及脑干、脑垂体、肾脏、肾上腺、膀胱、输尿管、腹腔神经丛、甲状旁腺、甲状腺、心脏、肝脏、脾、胃、小肠

●足浴治疗失眠的配方

    红花、川椒、荷叶各5克，放进开水中浸泡10余分钟即可，供浸泡洗脚用。可安神定志，治疗各种类型的失眠。

操作手法与步骤

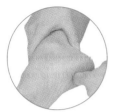

太谷

重按涌泉，点揉太溪、太冲、太谷、三阴交、足窍阴、3号穴、失眠、心区、心包区等穴，各1~3分钟。

1

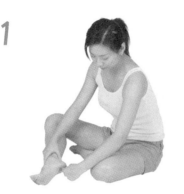

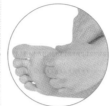

拳刮法

持续用拇指指端点法、食指指间关节点法、拇指关节刮法、按法、食指关节刮法、双指关节刮法、拳刮法、拇指推法、擦法、拍法等作用于上述相应反射区，各操作3~5分钟，以局部胀痛为佳。

2

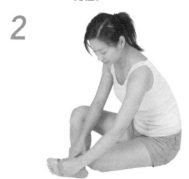

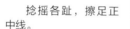

捻摇各趾，擦足正中线。

3

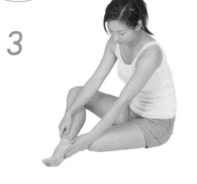

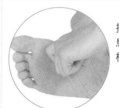

此症可安排在睡前按摩，按摩后即躺下休息。亦可根据情况增加相关穴区。

4

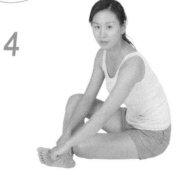

注意事项

　　床的硬度和枕头的高度应适中；生活有规律，定时上床，晚餐不宜过饱，睡前不饮茶和咖啡等刺激性饮料；以清淡而富含蛋白质、维生素的食物为宜。

㉙ 关节炎

关节炎泛指发生在人体关节及其周围组织的炎性疾病，可分为数十种。类风湿性关节炎是一种以周围小关节病变为主的全身性疾病。全身症状表现为发热、疲倦和体重减轻。局部症状，以手、腕、足等多关节呈对称性受累的临床表现最为突出。早期呈红、肿、热、痛和运动障碍；至晚期，关节变得强硬和畸形。

● 按摩取穴

经穴：昆仑、太冲、申脉、解溪、三阴交、束骨

奇穴：足趾平、15号穴

有效反射区

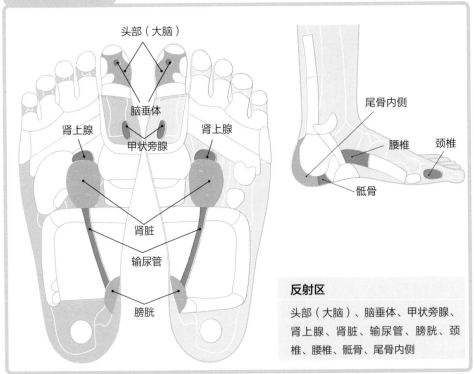

头部（大脑）

脑垂体

肾上腺　　肾上腺

甲状旁腺

尾骨内侧

腰椎　　颈椎

骶骨

肾脏

输尿管

膀胱

反射区

头部（大脑）、脑垂体、甲状旁腺、肾上腺、肾脏、输尿管、膀胱、颈椎、腰椎、骶骨、尾骨内侧

● 足浴治疗关节炎的配方

水中放入1块如红枣大小的生姜，煮开。适用于初起风寒感冒、风湿性关节炎、类风湿关节炎。

操作手法与步骤

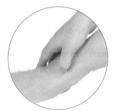

解溪

点揉昆仑、申脉、解溪、三阴交、束骨、太冲、足趾平、15号穴等穴，各2～3分钟。

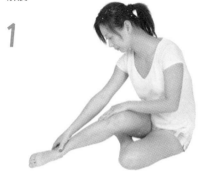

1

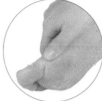

拇指推法

持续用拇指指端点法、食指指间关节点法、拇指关节刮法、按法、双指关节刮法、单刮法、拇指推法、擦法、扣法等作用于相应反射区，各操作3～5分钟，以局部胀痛为佳，重点在脊椎、肾反射区。

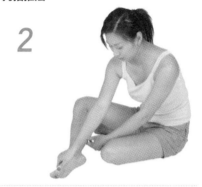

2

按揉足部各小关节至踝关节，重按足底侧背侧跖骨间隙，重推亦可，捻、拔、摇各趾及踝关节。

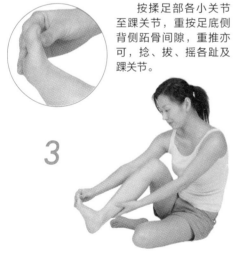

3

此病按摩手法宜轻巧灵活，若有其他症状也可配合选用相应穴区。

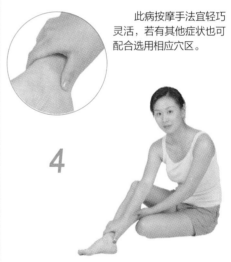

4

注意事项

（1）风湿性关节炎患者宜吃高蛋白、高热量、宜消化的食物，不宜吃辛辣刺激的食物，少食生、冷、硬的食物。

（2）急性风湿性关节炎或慢性风湿性关节炎急性发作时，应卧床休息2～3周，待炎症控制后，方可逐渐恢复身体运动。

（3）风湿性关节炎患者如伴有细菌感染，应进行积极彻底的治疗。抗生素以青霉素为首选。

第七章 神经系统疾病的足部保健按摩疗法

本章看点

- 痛经

  经期注意休息和调理，可以减轻疼痛

- 月经不调

  月经失调可采取相应的足浴方式进行调节

- 经行头痛

  进行足底按摩疗法，可减轻经期头痛症状

- 经行乳胀

  经期乳胀一般来说不算是病，注意休息即可

- 带下病

  如果在特定的生理时期发生，就只是一种正常的生理反应

- 妊娠呕吐

  妊娠期呕吐是常见现象，多于妊娠 3 个月后渐渐缓解

- 产后便秘

  产后便秘大多发生在俗称的"月子"期

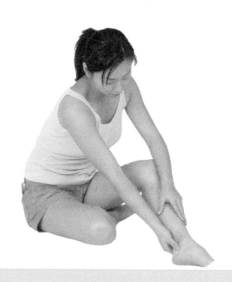

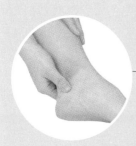

第八章
妇产科疾病的足部保健按摩疗法

　　所谓妇产科疾病，是指由女性生殖系统出现异常所引起的疾病。女性所特有的月经、生育、妊娠等生理特征和偏冷的体质特征，都容易诱发相关妇科疾病的出现，如月经不调、痛经、子宫肌瘤等。因此，本章就针对女性在生活中常见的一些疾病进行足部保健按摩疗法的详细介绍，方便读者使用。

30 痛经

痛经是指妇女在经期或行经前后，出现周期性小腹疼痛、腰酸不适，或痛引腰骶，甚则剧痛昏厥。本病以青年女子较为多见，同时可见月经量少，或者行经不畅、经色紫暗有块、腰膝无力等症状。按照病因可分为原发性痛经和继发性痛经两种。

● 按摩取穴

经穴： 涌泉、大敦、太冲、行间、水泉、三阴交、太溪、照海

奇穴： 28号穴、平痛穴

有效反射区

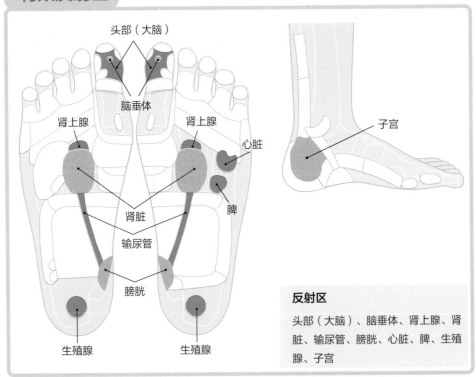

头部（大脑）
脑垂体
肾上腺
肾上腺
心脏
子宫
肾脏
脾
输尿管
膀胱
生殖腺
生殖腺

反射区

头部（大脑）、脑垂体、肾上腺、肾脏、输尿管、膀胱、心脏、脾、生殖腺、子宫

◀● 足浴治疗痛经的配方

益母草30克、菊花15克、黄芩15克、夜交藤15克。水煎，去渣，混入温水用足浴盆浸泡双足30分钟，每日1次。

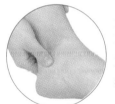

水泉

用力点按涌泉、大敦、太冲、行间、三阴交、太溪、照海、水泉、28号穴等穴，各1~2分钟，掐点足底平痛穴。

1

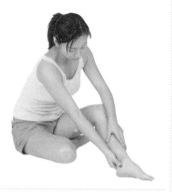

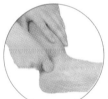

食指指间关节点法刮法

持续用拇指指端点法、食指指间关节点法、拇指关节刮法、按法、拳刮法、拇指推法、擦法、拍法等用于相应反射区，各操作3~5分钟，以局部胀痛为佳，重点在生殖腺、子宫、肾反射区。

2

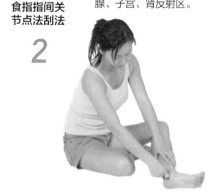

重点足跟，捻摇各指。

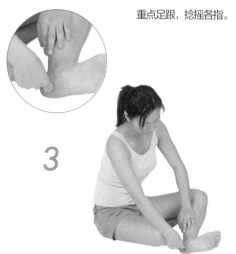

3

发病时的按摩手法应有力深透，平时可以适度手法操作以起到保健预防作用。

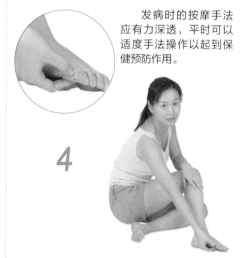

4

注意事项

（1）剧痛时应卧床休息，如出现面色苍白、肢冷出汗等症状，应立即平卧、保暖，必要时需到医院就诊。

（2）保持室内空气清新、流通，温度和湿度适宜。

（3）保持外阴部清洁。

（4）月经期间要避免激烈运动及过度劳累。

第八章 妇产科疾病的足部保健按摩疗法

㉛ 月经不调

月经不调是指月经周期或者月经量异常。其中月经周期提前7天以上，甚至一月两次，称为经早；月经周期推迟7天以上，甚至四五十天一潮，称为经迟；月经周期或提前或延后7天以上者，统称为经乱。

◉ 按摩取穴

经穴： 三阴交、太溪、太冲、行间、然谷、照海、足临泣、水泉

奇穴： 八风

有效反射区

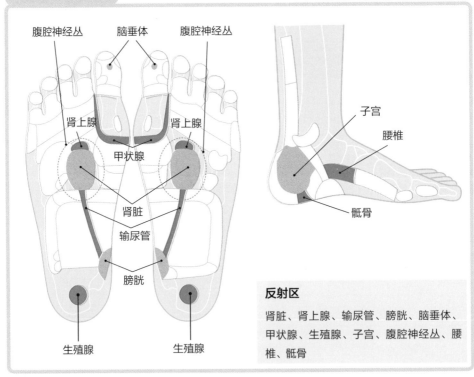

腹腔神经丛　脑垂体　腹腔神经丛

肾上腺　肾上腺

甲状腺

肾脏

输尿管

膀胱

生殖腺　生殖腺

子宫

腰椎

骶骨

反射区

肾脏、肾上腺、输尿管、膀胱、脑垂体、甲状腺、生殖腺、子宫、腹腔神经丛、腰椎、骶骨

◉ 足浴治疗月经不调的配方

红花40克，艾叶40克，分十等份，用开水泡开后泡脚。每日1次，10次为1个周期。

操作手法与步骤

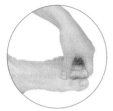

点揉三阴交、太溪、太冲、行间、然谷、照海、足临泣、水泉等穴，各1～3分钟，点掐八风。

八风

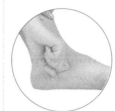

持续用拇指指端点法、食指指间关节点法、拇指关节刮法、按法、食指关节刮法、双指关节刮法、举刮法、拇指搓法、擦法、拍法等作用于相应反射区，各操作3～5分钟，以局部胀痛为佳。

食指关节刮法

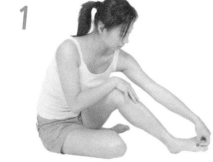

1

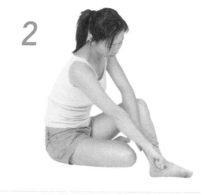

2

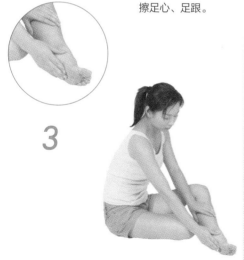

擦足心、足跟。

3

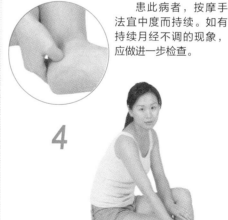

患此病者，按摩手法宜中度而持续。如有持续月经不调的现象，应做进一步检查。

4

注意事项

（1）平时缓解精神压力，可从事一些全身运动，如游泳。经期要防寒避湿，避免淋雨、凉水、游泳、喝冷饮等。尤其要防止下半身受凉，注意保暖。

（2）过度节食，嗜烟酗酒也会引起月经不调，要保持健康习惯，规律生活。

(32) 经行头痛

经行头痛是指每逢经期，或行经前后，出现以头痛为主症的现象，可兼见头晕、目眩、心悸乏力或口苦心烦、小腹疼痛等症状。多见于育龄期妇女，亦可见于更年期尚未绝经者。本病治疗后效果较好，对顽固性头痛者要排除头部器质性病变。

● 按摩取穴

经穴： 涌泉、解溪、太冲、三阴交、昆仑、申脉、金门、京骨、束骨、足通谷、足临泣、地五会、足窍阴、侠溪、行间

奇穴： 24号穴、25号穴、26号穴

有效反射区

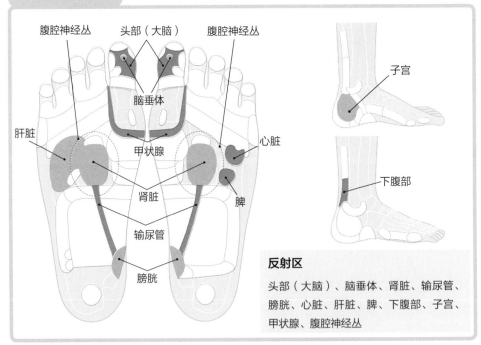

反射区

头部（大脑）、脑垂体、肾脏、输尿管、膀胱、心脏、肝脏、脾、下腹部、子宫、甲状腺、腹腔神经丛

● 足浴治疗经行头痛的配方

磁石、石决明、党参、黄芪、当归、桑枝、枳壳、蔓荆子、白蒺藜、白芍、炒杜仲、牛膝各10克，独活20克。将上述药材水煎取汁1500毫升，加入温水用蒸汽足浴盆浸泡双脚，每日1次。

图解手足对症按摩一学就会

操作手法与步骤

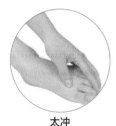

太冲

按揉涌泉、解溪、太冲、三阴交、昆仑、申脉、金门、京骨、束骨、足通谷、足临泣、地五会、足窍阴、侠溪、行间、24号穴、25号穴、26号穴，各2分钟左右。

1

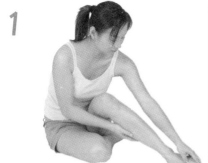

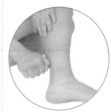

拇指关节刮法

持续用拇指指端点法、食指指间关节点法、拇指关节刮法、按法、食指关节刮法、双指关节刮法、拳刮法、拇指推法、擦法、拍法等作用于相应反射区，各操作3～5分钟，以局部胀痛为佳。

2

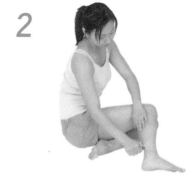

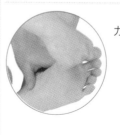

摇拔各趾，擦足心及足跟。

3

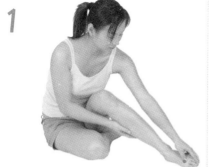

发病时按摩手法宜有力深透，平时则应适中。

4

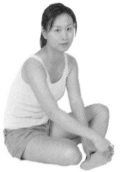

注意事项

（1）如果有顽固性头痛并伴有恶心呕吐，特别是经期后持续头痛就应该进一步检查。

（2）情绪抑郁急躁、发怒都可诱发或加重本病。因此，平时应注意调节情绪，保持乐观。这样可防止肝火旺引起的头痛。

(33) 经行乳胀

经行乳胀是指妇女每到行经前或正值经期、经后，出现乳房肿胀，或乳头发痒疼痛，甚则不能触衣的症状。同时多伴有胸肋胀闷，喜叹息，或目涩、咽干口燥、五心烦热的症状，是性成熟女性的常见病。经行乳胀往往在月经来临前3～7天发生。

● 按摩取穴

经穴：涌泉、行间、太冲、中都、三阴交

有效反射区

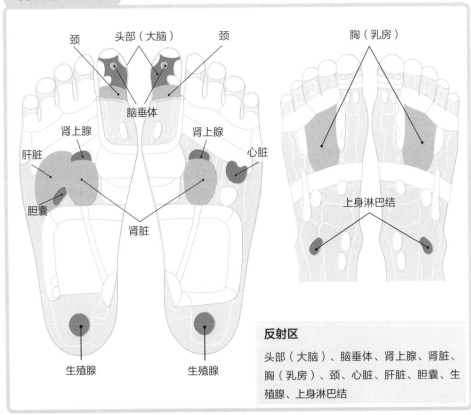

颈　头部（大脑）　颈　胸（乳房）

脑垂体

肾上腺　肾上腺　心脏

肝脏

胆囊

肾脏

上身淋巴结

生殖腺　生殖腺

反射区

头部（大脑）、脑垂体、肾上腺、肾脏、胸（乳房）、颈、心脏、肝脏、胆囊、生殖腺、上身淋巴结

● 足浴治疗经行乳胀的配方

夏枯草、淡竹叶各30克。将以上药材择净，放入药罐中，加入清水适量，浸泡5～10分钟后，水煎取汁，放入浴盆中，先熏双足心，待温度适宜时再洗浴双足。

图解手足对症按摩一学就会

操作手法与步骤

点按涌泉、行间、太冲、中都、三阴交，各2~3分钟。

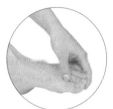

行间

持续用拇指指端点法、食指指间关节点法、拇指关节刮法、按法、食指关节刮法、双扣关节刮法、拳刮法、拇指推法、擦法、拍法等作用于相应反射区，各操作3~5分钟，以局部胀痛为佳。

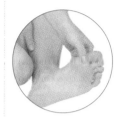

拇指推法

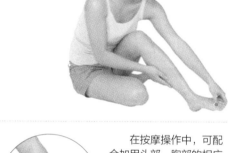

1

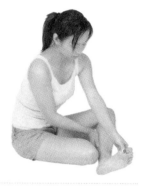

2

在按摩操作中，可配合加用头部、胸部的相应穴区，亦可配合进行深呼吸、扩胸等动作。

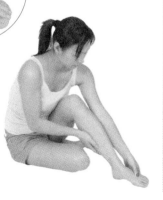

3

按摩手法应由轻至重，自我活动幅度应由小到大。

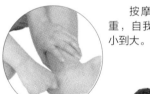

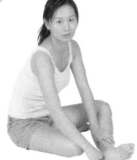

4

第八章　妇产科疾病的足部保健按摩疗法

注意事项

（1）保持心情舒畅，情绪乐观，并注意充分休息。

（2）注意乳房保护，选择合适的文胸，并积极治疗乳房疾病，进行乳房保健按摩。

（3）饮食和生活有规律，多吃具有行气通经功效的食物，如橘子、丝瓜、荔枝、山药等，忌食刺激性食物。

34 带下病

带下病是指女子带下量明显增多，色、质、气味异常；或伴小便不利、两足附肿、腰酸怕冷、腹痛便干等症状，临床上以白带、青带、黄带为常见。经期前后、妊娠期间带下均可增多，这是正常生理现象。

● 按摩取穴

经穴： 照海、三阴交、行间、蠡沟

有效反射区

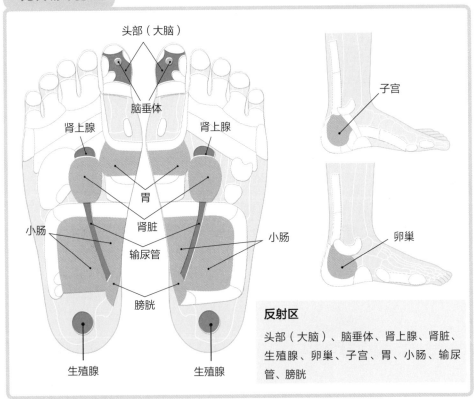

头部（大脑）
脑垂体
肾上腺
肾上腺
胃
小肠
肾脏
小肠
输尿管
膀胱
生殖腺
生殖腺
子宫
卵巢

反射区

头部（大脑）、脑垂体、肾上腺、肾脏、生殖腺、卵巢、子宫、胃、小肠、输尿管、膀胱

● 足浴治疗带下病的配方

石榴花30克。将上述药材择净，放入药罐中，加入清水适量，浸泡5～10分钟后，水煎取汁，放入浴盆中，先熏蒸会阴部，待温度适宜时坐浴并足浴。

操作手法与步骤

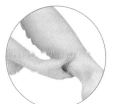

三阴交

持续点揉照海、三阴交、行间、蠡沟两穴，各3分钟。

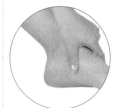

拇指推法

持续用拇指指端点法、食指指间关节点法、拇指关节刮法、按法、食指关节刮法、双指关节刮法、拳刮法、拇指推法、擦法、拍法等手法作用于相应反射区，各操作3～5分钟，以局部胀痛为佳。

1

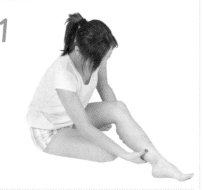

2

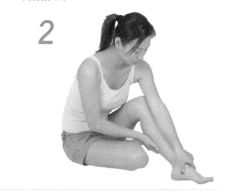

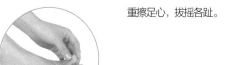

重擦足心，拔摇各趾。

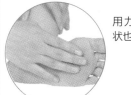

按摩手法宜持续，用力适中，如有相应症状也可加穴区调治。

3

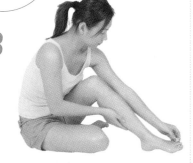

4

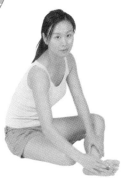

第八章 妇产科疾病的足部保健按摩疗法

注意事项

（1）平时应积极参加体育锻炼，增强体质，下腹部要注意保暖。

（2）饮食要有节制，避免伤及脾胃。

（3）经期禁止游泳，防止病菌上行感染。提倡淋浴，如厕方式宜改为蹲式，以防止交叉感染。

35 妊娠呕吐

妊娠早期，出现晨起恶心呕吐、头晕厌食、倦怠，或呕吐酸水、苦水、胸满胁痛、嗳气叹息、口苦心烦的症状为常有的反应。偶有少数孕妇反应严重，恶心呕吐频繁，不能进食，以致影响身体健康。一般3个月后即可逐渐消失。

按摩取穴

经穴：冲阳、太白、隐白、内庭、公孙

奇穴：8号穴、10号穴、19号穴

有效反射区

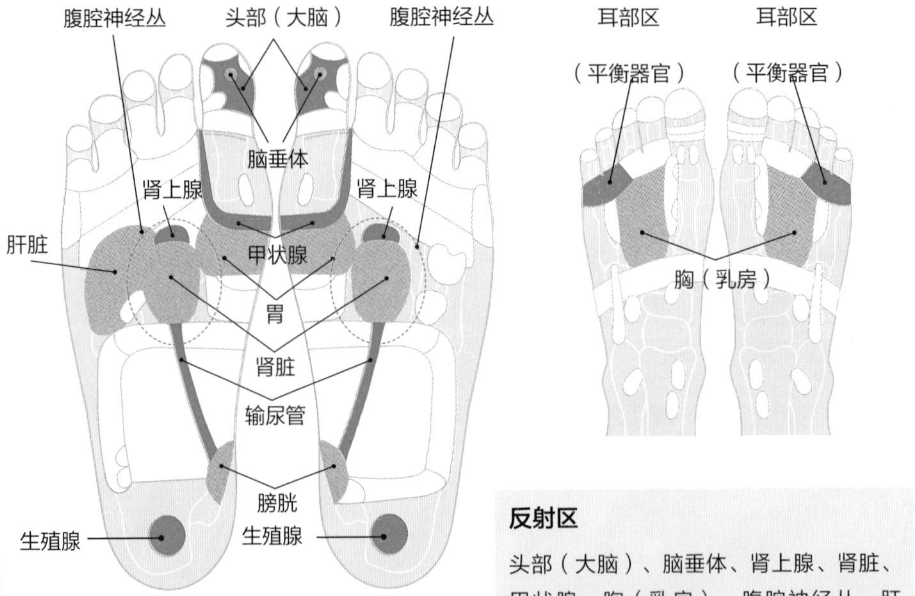

反射区

头部（大脑）、脑垂体、肾上腺、肾脏、甲状腺、胸（乳房）、腹腔神经丛、肝脏、胃、输尿管、膀胱、生殖腺、耳部区（平衡器官）

足浴治疗妊娠呕吐的配方

夏枯草、淡竹叶各30克。将上述药材择净，放入药罐中，加入清水适量，浸泡5~10分钟后，水煎取汁，放入浴盆中，先熏双足心，待温度适宜时再洗浴双足。

操作手法与步骤

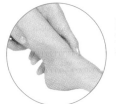

冲阳

按揉冲阳、太白、隐白、内庭、公孙、8号穴、10号穴、19号穴，各1~2分钟。

1

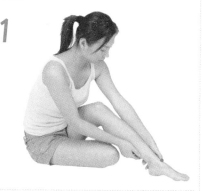

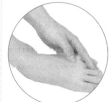

食指指间
关节点法

持续用拇指指端点法、食指指间关节点法、拇指关节刮法、按法、食指关节刮法、双指关节刮法、掌刮法、拇指推法、擦法、拍法等手法作用于相应反射区，各操作3~5分钟，以局部胀痛为佳。

2

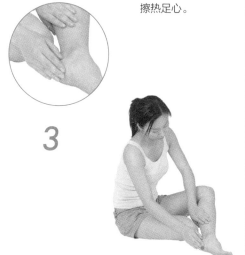

擦热足心。

3

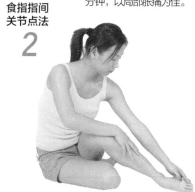

按摩前应先用净水浴足。按摩时的手法要持续和缓，以免对胎儿造成不良影响。

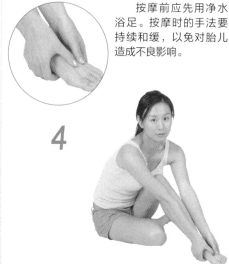

4

注意事项

　　避免使孕妇闻到异味。调整饮食，少食多餐，适当增加酸味、咸味和有助于消化吸收的食物。饮食忌辛辣、油腻，不可盲目追求高营养。

�36 产后便秘

产后便秘指产后大便艰涩，或数日不解，或排便时干燥疼痛，难以解出。系产后失血，津液消耗不能濡润肠道，以致肠燥便难。大多数产妇在产后头几天往往会发生便秘。这虽不是大病，但也颇不舒服，还会引起腹胀、食欲下降。

● 按摩取穴

经穴： 涌泉、照海、大钟、三阴交、解溪、大都、太白、商丘

奇穴： 炉底三针

有效反射区

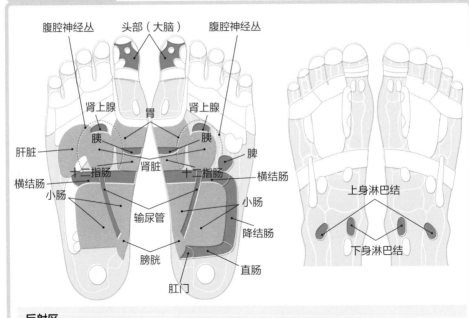

腹腔神经丛　头部（大脑）　腹腔神经丛

肾上腺　胃　肾上腺

肝脏　胰　胰　脾

十二指肠　肾脏　十二指肠　横结肠

横结肠　小肠

小肠　输尿管　降结肠

膀胱　直肠

肛门

上身淋巴结

下身淋巴结

反射区

头部（大脑）、肾上腺、肾脏、输尿管、膀胱、脾、胃、肝脏、十二指肠、小肠、直肠、肛门、腹腔神经丛、横结肠、降结肠、胰、上身淋巴结、下身淋巴结

● 足浴治疗产后便秘的配方

番泻叶15克。将番泻叶水煎取汁，放入浴盆中，待温度适宜时足浴，每日2次，每次10~20分钟，连续2~3天。

图解手足对症按摩一学就会

操作手法与步骤

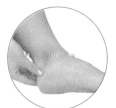

大钟

持续按揉涌泉、照海、大钟、三阴交、解溪、大都、太白、商丘、足底三针八，各2分钟。

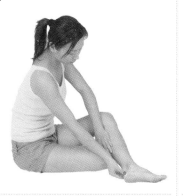

拳刮法

持续用拇指指端点法、食指指间关节点法、拇指关节刮法、按法、食指关节刮法、双指关节刮法、拳刮法、拇指推法、擦法、拍法等作用于相应反射区，各操作3～5分钟，以局部胀痛为佳。

1

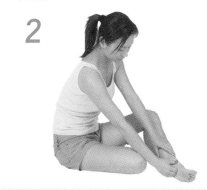

2

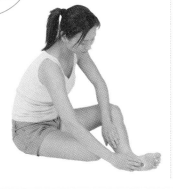

擦推足心。反复持续操作，手法适中。

3

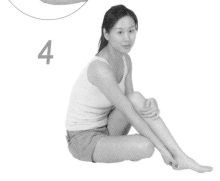

需要特别提示的是，在按摩十二指肠等肠反应区时，要依照肠的蠕动方向对反射区进行点揉。

4

注意事项

产褥期作为一个特殊时期，体内孕激素急剧下降，再加上新生命的到来，这些给新妈妈带来种种不适应。新妈妈应学会尽快转变角色和改变饮食习惯，比如过去不爱吃蔬菜、喝汤，那么现在就需要适当改变。

本章看点

- 中耳炎
  中耳炎常发生于 8 岁以下儿童

- 近视
  近视多数是青少年时期不注意用眼卫生造成的

- 牙痛
  牙痛是常见病，发病时可按照相关穴位进行足底按摩

- 咽炎
  咽炎容易被轻视，会影响人们身体健康

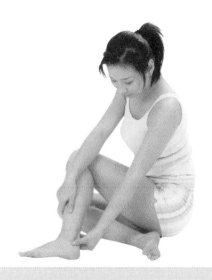

第九章

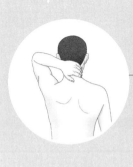

五官科疾病的足部保健按摩疗法

　　五官科的疾病对人体的伤害不容忽视，可严重影响到我们的日常生活。通常意义上讲，五官科疾病包括鼻科、耳科、喉科和眼科疾病，例如比较常见的有牙痛、近视、中耳炎、青光眼、咽炎、口疮等，本章就针对这些常见疾病的足部保健按摩疗法进行详细介绍，治疗方法简单易操作，方便读者学习。

37 中耳炎

中耳炎，俗称"烂耳朵"，是鼓室黏膜的炎症。病菌进入鼓室，当抵抗力减弱或细菌毒素增强时就产生炎症。中耳炎多为急性发病，表现为耳部闭塞、听力减退、耳鸣、耳聋、头沉重；耳中时有积液流出；伴有烦热、口干渴、尿赤、便秘等症状。

● 按摩取穴

经穴： 太溪、足窍阴、地五会、申脉

奇穴： 19号穴、24号穴、清头1

有效反射区

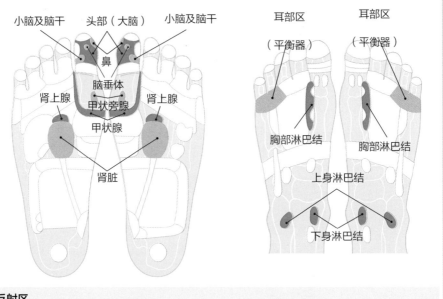

反射区

头部（大脑）、脑垂体、小脑及脑干、肾上腺、肾脏、耳部区（平衡器官）、鼻、甲状腺、胸部淋巴结、上身淋巴结、下身淋巴结

● 足浴治疗中耳炎的配方

取艾叶一小把，煮水后泡脚，或取1/4条用纯艾叶做成的清艾条，撕碎后放入泡脚桶里，用煮沸的水冲泡一会儿，等艾叶泡开后再兑一些温水泡脚，泡到全身微微出汗（不能大汗），再多喝一些温水，连泡2～3次，不吃寒凉的食物，注意休息。

图解手足对症按摩一学就会

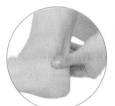

点揉太溪、足窍阴、地五会、申脉、19号穴、24号穴、清头1等穴，各1~2分钟。

申脉

1

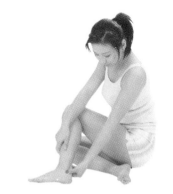

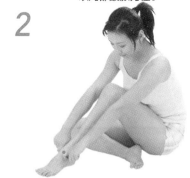

持续用拇指指端点法、食指指间关节点法、拇指关节刮法、按法、食指关节刮法、双指关节刮法、拳刮法、拇指推法、擦法、拍法等手法作用于相应反射区，各操作3~5分钟，以局部酸胀为佳。

双指关节刮法

2

掐揉第三、四趾及其跖趾关节部位。

3

操作手法均匀有力，敏感点可加力。

4

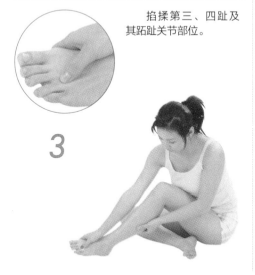

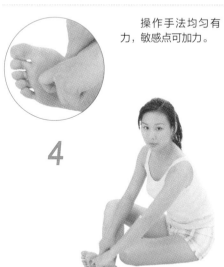

注意事项

（1）注意休息，保证睡眠时间；注意室内空气流通，保持鼻腔通畅。

（2）积极防治感冒；积极治疗鼻腔疾病，擤鼻涕不能用力和同时压闭两个鼻孔，应交叉单侧擤鼻涕。

（3）游泳后要让耳内的水流出，患慢性中耳炎者不宜游泳。

㊳ 近视

后天形成的近视眼，多半是由于人在青少年时期不注意用眼健康卫生。所以年龄越小，越需要及时加以保健治疗，这样比较容易使视力恢复正常。

● 按摩取穴

经穴：昆仑、丘墟、足临泣、侠溪、水泉、束骨、行间

有效反射区

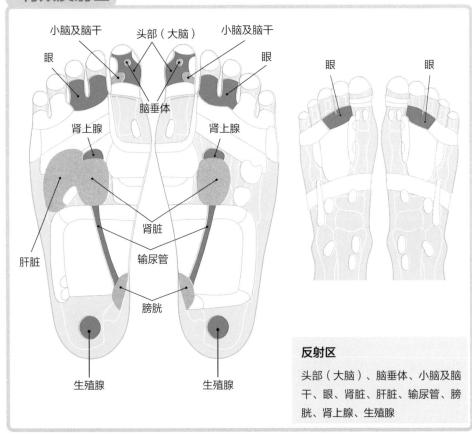

反射区

头部（大脑）、脑垂体、小脑及脑干、眼、肾脏、肝脏、输尿管、膀胱、肾上腺、生殖腺

● 足浴治疗近视的配方

菊花60克。将菊花择净，放入药罐中，加清水适量，浸泡5～10分钟后，水煎取汁，待温度适宜时浸泡双足。

图解手足对症按摩一学就会

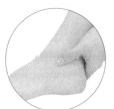

点揉昆仑、丘墟、足临泣、侠溪、水泉、束骨、行间，各2～3分钟。

丘墟

1

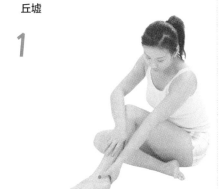

持续用拇指指端点法、食指指间关节点法、拇指关节刮法、按法、食指关节刮法、双指关节刮法、拳刮法、拇指推法、擦法、拍法等作用于相应反射区，各操作3～5分钟，以局部酸胀为佳。

拇指指端点法

2

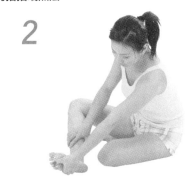

踩足跟、足底，擦涌泉。

3

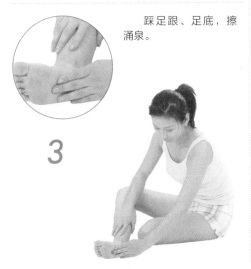

操作手法适中，患者宜结合相应反射区作持续按摩。

4

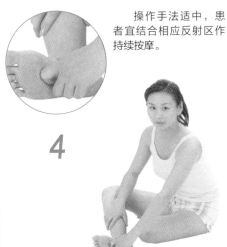

第九章 五官科疾病的足部保健按摩疗法

注意事项

（1）应该定期去医院检查眼底，发现问题及时治疗。

（2）如果突然出现视力缺损、暗点、视力下降等症状，应立即去医院检查。

（3）由于高度近视患者眼睑长，眼球壁比较薄、软，因此应该避免剧烈的活动、震动及外力刺激眼球，以免视网膜破碎。

(39) 牙痛

牙痛为口腔疾病中常有的症状。牙髓炎、牙周炎、冠周炎、龋齿、齿槽脓肿等均会引起牙痛。此外，某些神经系统疾病如三叉神经痛、周围性面神经炎等，身体的某些慢性疾病如高血压都可引起牙痛。

● 按摩取穴

经穴： 内庭、冲阳、厉兑、太溪

奇穴： 12号穴、13号穴、小肠区、肾区、女膝

有效反射区

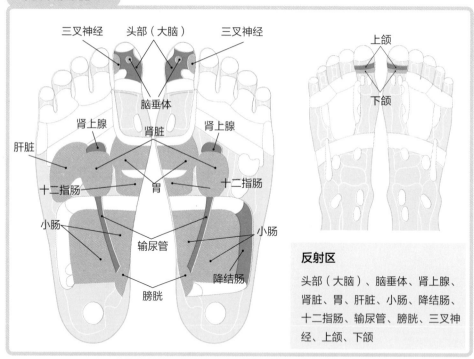

反射区

头部（大脑）、脑垂体、肾上腺、肾脏、胃、肝脏、小肠、降结肠、十二指肠、输尿管、膀胱、三叉神经、上颌、下颌

● 足浴治疗牙痛的配方

金钱草、夏枯草、龙胆草各30克。将三草择净，放入药罐中，加清水适量，浸泡5～10分钟后，水煎取汁，待温度适宜时，加入温水少许，浸泡双足，每日2次，每次10～30分钟，连续2～3天。

操作手法与步骤

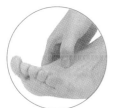

冲阳

掐点内庭、冲阳、厉兑、太溪、12号穴、13号穴、小肠区、肾区、女膝等，各1～3分钟。

1

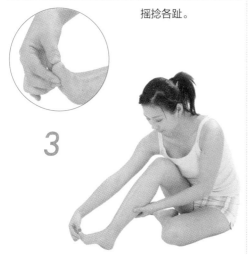

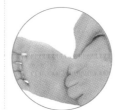

拳刮法

持续用拇指指端点法、食指指间关节点法、拇指关节刮法、按法、食指关节刮法、双指关节刮法、拳刮法、拇指推法、擦法、拍法等手法作用于相应反射区，各操作3～5分钟，以局部酸胀为佳。

2

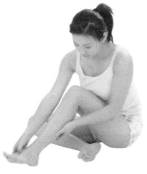

摇捻各趾。

3

痛时的按摩手法宜深透有力，平时可用适中手法刺激。

4

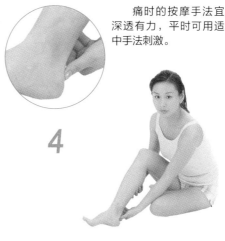

注意事项

（1）将丁香花一朵，用牙咬碎，填入龋齿空隙，几小时后牙疼即可消除。
（2）用水摩擦相关穴位，或用手指按摩压迫，均可减轻痛苦。
（3）用盐水或酒漱口几次，也可减轻痛苦。
（4）用冰袋冷敷脸部也可缓解疼痛。

第九章 五官科疾病的足部保健按摩疗法

40 咽炎

咽炎是咽部黏膜及其淋巴组织的炎症，由细菌感染引起，致病菌多为链球菌、葡萄球菌和肺炎球菌。外感风热，过食辛辣也可导致咽炎。起病较急，症见咽部红肿灼热，疼痛，咽中有堵塞感，吞咽不利、声音沙哑。如不及时治愈会逐渐转为慢性。

● 按摩取穴

经穴： 涌泉、内庭、太溪、照海、然谷、厉兑、太冲、申脉

有效反射区

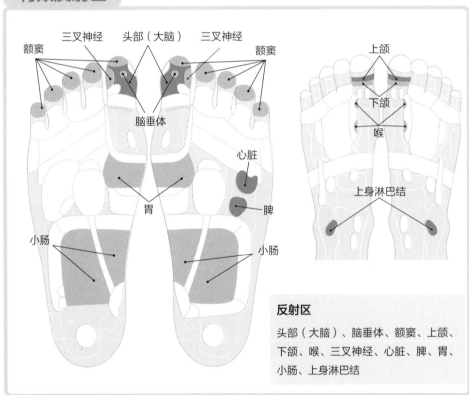

反射区

头部（大脑）、脑垂体、额窦、上颌、下颌、喉、三叉神经、心脏、脾、胃、小肠、上身淋巴结

● 足浴治疗咽炎的配方

生姜50克，蒲公英100克。将生姜切细，蒲公英择净，同放入药罐中，加清水适量，浸泡5～10分钟后，水煎取汁，放入浴盆中，候温浴足，每次10～30分钟，每日2～3次，每日1剂，连续2～3天。

图解手足对症按摩一学就会

操作手法与步骤

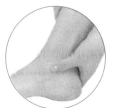

申脉

选择点按涌泉、内庭、太溪、照海、然谷、厉兑、太冲、申脉等穴，约2~3分钟。

1

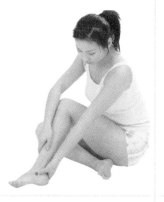

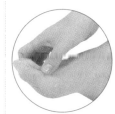

拇指推法

持续用拇指指端点法、食指指间关节点法、拇指关节刮法、按法、食指关节刮法、双指关节刮法、拳刮法、拇指推法、擦法、拍法等作用于相应反射区，各操作3~5分钟，以局部酸胀为佳。

2

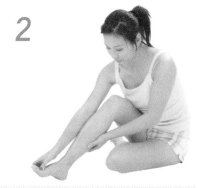

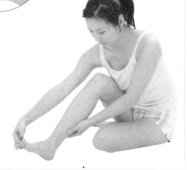

重按足底，摇摆踝各趾。

3

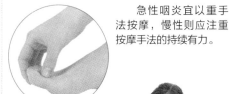

急性咽炎宜以重手法按摩，慢性则应注重按摩手法的持续有力。

4

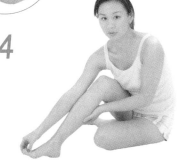

注意事项

（1）进餐的时间要有规律，同时注意膳食营养。

（2）平时生活要有规律。劳逸结合，养成锻炼的好习惯。

（3）伤风感冒是引起急性咽炎和慢性咽炎的主要原因，而且发病率很高，因此要注意天气的冷暖变化。及时增减衣服，活动出汗后不要马上脱衣服、到冷的地方或者吹风纳凉。

本章看点

● 精索静脉曲张
初期无明显症状，如果感到患肢沉重、胀痛、易疲劳就要注意了

● 血栓闭塞性脉管炎
血栓闭塞性脉管炎多发于 20～40 岁的男性

● 颈椎病
近年来颈椎病有愈来愈年轻化的趋势

● 滑囊炎
滑囊炎多由外伤引起，多加休息可自行缓解

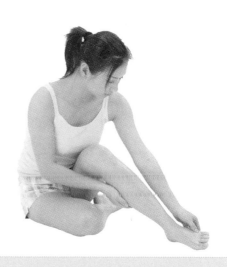

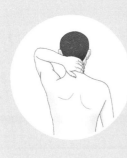

第十章
外科疾病的足部保健按摩疗法

　　我们通常所说的外科疾病是由五类病症构成的，分别是创伤、肿瘤、感染、畸形和功能障碍。在人们的认识中，外科疾病往往是需要通过手术进行治疗的，因此是否需要手术治疗就成了人们判断疾病属于外科还是内科的标准，但其实并不是所有的外科疾病都需要利用手术来治疗。本章就详细介绍针对外科中的常见疾病的足部保健按摩疗法，只要长期坚持，同样有可能痊愈。

(41) 精索静脉曲张

精索静脉曲张是指精索蔓状静脉丝状扩张、弯曲、伸长等，多见于20～30岁的成人，症状主要是阴囊下坠、左侧睾丸痛和局部肿物。青壮年性功能较旺盛，阴囊内容物血液供应旺盛，所以有些精索静脉曲张可随年龄增长而逐渐消失。另外，长久站立，腹压增加也是发病因素。

● 按摩取穴

经穴： 大敦、行间、太冲、中封、丘墟、太溪、然谷、涌泉、三阴交

有效反射区

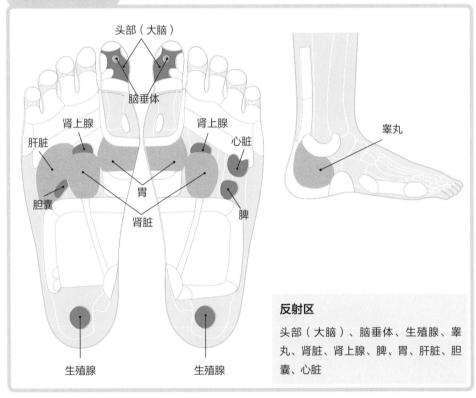

反射区

头部（大脑）、脑垂体、生殖腺、睾丸、肾脏、肾上腺、脾、胃、肝脏、胆囊、心脏

● 足浴治疗静脉曲张的配方

将一小把红花放在纱布包里煮开，用煮过的水浴足。适用于静脉曲张、末梢神经炎、血液循环不好、腿脚麻木或青紫等血淤症。

操作手法与步骤

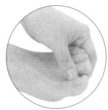

大敦

按揉大敦、行间、太冲、中封、丘墟、太溪、然谷、涌泉、三阴交等穴，各1~3分钟。

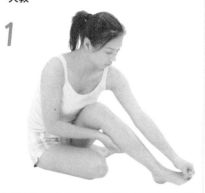

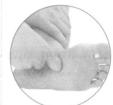

食指指间关节点法

持续用拇指指端点法、食指指间关节点法、拇指关节刮法、按法、食指关节刮法、双指关节刮法、拳刮法、拇指推法、擦法、拍法等作用于相应反射区，各操作3~5分钟，以局部酸胀为佳。

1

2

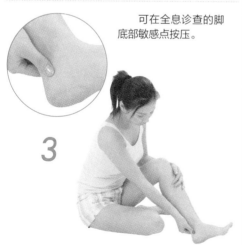

可在全息诊查的脚底部敏感点按压。

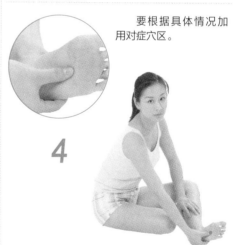

要根据具体情况加用对症穴区。

3

4

注意事项

（1）避免久站、久立而增加腹部的压力。

（2）轻度静脉曲张症状不太明显的患者，可以用阴囊托带或紧身裤促进血液回流，减轻临床症状。

（3）可以配合按摩、红外线等物理疗法，这些物理疗法能够促进血液循环，帮助血液回流，减少静脉压力。

第十章 外科疾病的足部保健按摩疗法

42 血栓闭塞性脉管炎

该病是中、小动脉和静脉的慢性闭塞性疾患，多见于20～40岁的男性患者。常由一侧下肢开始，皮肤苍白或发紫，间歇性跛行，晚期肢端皮肤发黑、坏死、溃烂而脱落。肢体特别是足趾发凉、怕冷、麻木和感觉异常是常见的早期症状，疼痛是本病的主要症状。

● 按摩取穴

经穴： 太冲、行间、解溪、三阴交、仆参、金门、丘墟、涌泉

有效反射区

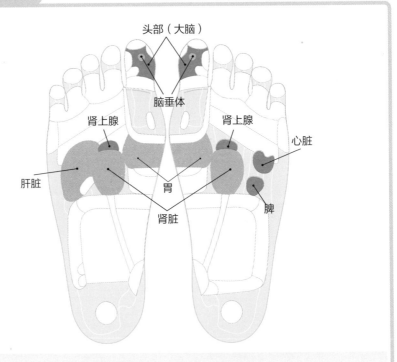

头部（大脑）

脑垂体

肾上腺　　　　肾上腺

心脏

肝脏

胃

脾

肾脏

反射区

头部（大脑）、脑垂体、肾上腺、肾脏、心脏、脾、胃、肝脏

◀● 足浴治疗血栓闭塞性脉管炎的配方

桂枝、伸筋草、苦参各15克。煎后去渣，混入温水，用按摩足浴盆浸泡双足30分钟，10天1个疗程，每日2次。

操作手法与步骤

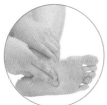

点揉太冲、行间、解溪、三阴交、仆参、金门、丘墟、涌泉等穴，各1~2分钟。

涌泉

1

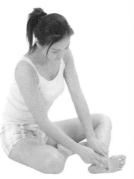

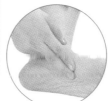

可运用推擦手法按摩相应反射区，注意远程足趾，可加用捻掐摇拔等手法。

推擦

2

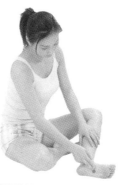

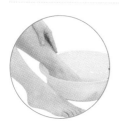

在按摩前要用热水浴足并达到一定时间。每次操作要达到肢体温热，且随后的按摩也要达到肢体温热的程度。

3

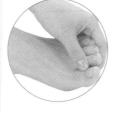

还可加用有关循环系统穴区的操作。

4

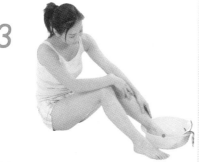

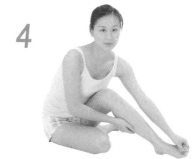

注意事项

（1）避免寒冷刺激，冬季宜穿长筒棉套，使患肢保暖。

（2）注意卫生，患肢要常用温水或肥皂清洗。经常修剪趾（指）甲，特别要去除积于趾间的污垢。

（3）除有严重组织坏死、剧烈疼痛的症状外，患者均应下床活动，以不感疲劳为宜。

（4）饮食宜清淡而富有营养，多进食瘦肉、豆制品、新鲜蔬菜、水果等。

（5）保持心情愉快、情绪乐观，增强战胜疾病的信心，积极主动地配合治疗，避免精神刺激和忧愁思虑。

(43) 颈椎病

临床上以混合型最为多见，常表现为头晕、头痛、耳鸣、目眩、失眠、肌肉萎缩、颈项疼痛，并向肩一侧或两侧上肢扩散，手指麻木无力。严重者，还可出现晕厥、瘫痪等。容易发生颈椎病的部位依次为颈椎第5～6节及第6～7节之间。

● 按摩取穴

经穴：昆仑、太冲、京骨、束骨、足通谷

奇穴：8号穴、11号穴

有效反射区

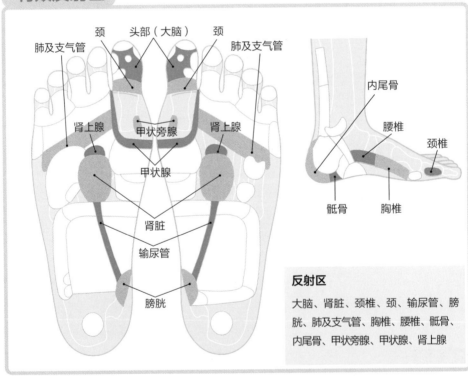

反射区

大脑、肾脏、颈椎、颈、输尿管、膀胱、肺及支气管、胸椎、腰椎、骶骨、内尾骨、甲状旁腺、甲状腺、肾上腺

● 足浴治疗颈椎病的配方

当归30克，红花、刘寄奴、路路通各20克，桑枝、白芥子各15克。将以上药材加适量清水，煎煮30分钟去渣取汁，与2000毫升清水一起倒入盆中先熏蒸，等到温度适宜时泡洗双脚，每天2次，每次熏泡40分钟。病去即止。

操作手法与步骤

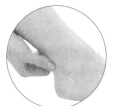

昆仑

点揉昆仑、太冲、京骨、束骨、足通谷等穴,各2~3分钟。

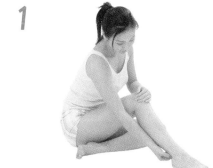

1

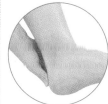

拇指推法

用拇指指端点法、食指指间关节点法、拇指关节刮法、按法、食指关节刮法、双指关节刮法、牵刮法、拇指推法、擦法、拍法等手法作用于相应反射区,各操作3~5分钟,以局部酸痛为佳。

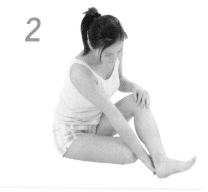

2

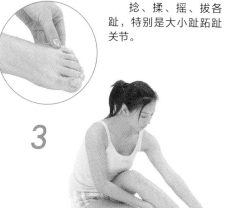

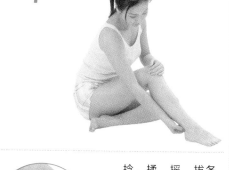

捻、揉、摇、拔各趾,特别是大小趾跖趾关节。

3

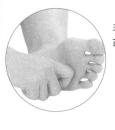

按摩手法宜深透,手部自身有症状的一侧可反复操作。

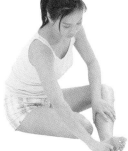

4

注意事项

　　(1)枕头的选择很重要。枕头的中央应该稍凹,高度为10~15厘米,颈部应枕在枕头上,不能悬空,使头部保持后仰,习惯侧卧者,枕头应该与肩同齐。

　　(2)在洗脸、刷牙、饮水、写字时,要避免头部过伸、过屈活动。

　　(3)在乘车路面不平时更要小心。

44 滑囊炎

滑囊位于关节附近的骨突与肌腱或肌肉及皮肤之间。滑囊炎大多由外伤引起，故又称创伤性滑囊炎。主要表现为滑囊积液及疼痛。好发于肩峰、膝关节、跟腱等部位。常因摩擦、加压而出现疼痛加重，休息后多能自行缓解。

● 按摩取穴

经穴：复溜、太溪、金门、申脉、仆参、解溪、束骨、丘墟、中封

有效反射区

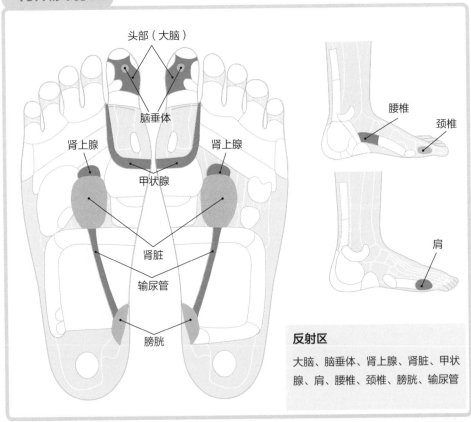

头部（大脑）

脑垂体

肾上腺　　　　　　肾上腺

甲状腺

肾脏

输尿管

膀胱

腰椎

颈椎

肩

反射区

大脑、脑垂体、肾上腺、肾脏、甲状腺、肩、腰椎、颈椎、膀胱、输尿管

● 足浴治疗滑囊炎的配方

取乌梅200克，加水煮30分钟，去梅，加白醋100克。待温度适宜，泡脚。

图解手足对症按摩一学就会

操作手法与步骤

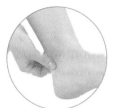

点按金门、复溜、束骨、太溪、丘墟、中封、申脉、仆参、解溪等穴，各1～2分钟。

太溪

1

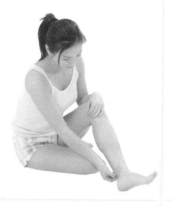

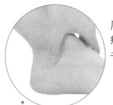

认真以按诊诊查脚底，在相应的部位寻找病症的对应点，给以重手法点揉。

点揉

2

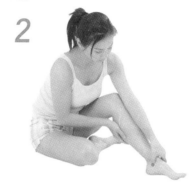

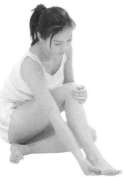

脚底反应区可选对应发病部位的相应节段摩推，如肩峰发病可调整反应区、肩区等。

3

加强休息以利病症痊愈，消除症状后可继续对相应穴区按摩以巩固疗效。

4

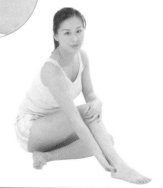

注意事项

（1）注意卫生。养成劳作后洗手的好习惯。

（2）休息是减轻疼痛的首要方法，所以应使关节得到充分的休息。

（3）如果关节摸起来很痛，可以用冰敷的方法，以10分钟冰敷，10分钟休息的方法交替进行。

（4）如果疼痛的部位位于手肘和肩膀，建议将手臂自由地摆动，以缓解疼痛。

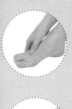

本章看点

- 丹毒
  丹毒具有传染性，接触者也要注意卫生

- 神经性皮炎
  神经性皮炎患者尤其要注意个人卫生，节制饮食

- 痤疮
  痤疮是美容皮肤科的最常见的病种之一

- 疥病
  疥病只要患者及时且得当地用药，是可以根治的

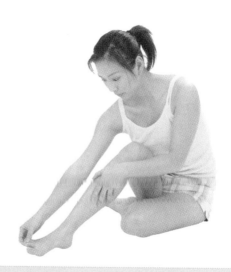

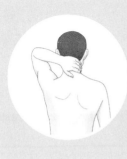

第十一章
皮肤科疾病的足部保健按摩疗法

　　皮肤科是相关皮肤疾病的一个医学分支，它包括对人体皮肤、头发及指（趾）甲疾病的治疗。我们日常生活中常见的皮肤科疾病主要有丹毒、神经性皮炎、痤疮、疥病等，本章就主要介绍如何利用足部按摩疗法来治疗这些疾病，另外再配以足浴，更有助于病症的缓解和痊愈。

㊺ 丹毒

　　发病较急，好发于头面部和下肢。是由A组β型溶血性链球菌引起的急性化脓性真皮炎症。炎症呈片状红疹，鲜红似玫瑰色，表面皮紧发亮，周围范围清楚。用手指轻压，红色即可消退。除去压力，红色很快恢复。局部淋巴结常肿大、疼痛。有时皮损表面可出现大小水泡，壁较厚，内容混浊，自觉灼热疼痛。

● 按摩取穴

经穴： 涌泉、侠溪、厉兑、行间、隐白、太白、申脉

有效反射区

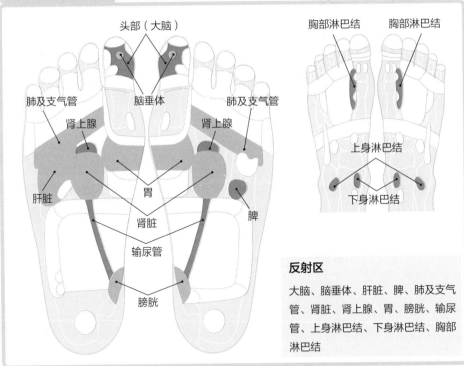

头部（大脑）
脑垂体
肺及支气管
肾上腺
肝脏
胃
肾脏
输尿管
膀胱
脾
胸部淋巴结　　胸部淋巴结
上身淋巴结
下身淋巴结

反射区

大脑、脑垂体、肝脏、脾、肺及支气管、肾脏、肾上腺、胃、膀胱、输尿管、上身淋巴结、下身淋巴结、胸部淋巴结

● 足浴治疗丹毒的配方

　　金银花20克，玄参15克，当归10克，甘草6克。将上述药材加清水2000毫升，煎至水剩1500毫升时，滤取药液，倒入脚盆中，先熏蒸，待温度适宜时泡洗双脚，每晚临睡前泡洗1次，每次40分钟，7天为1个疗程。

图解手足对症按摩一学就会

操作手法与步骤

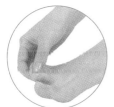

厉兑

重点涌泉穴，点揉侠溪、厉兑、行间、隐白、太白、申脉等穴，各1~3分钟。

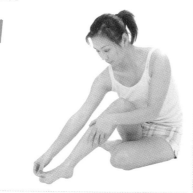

按法

用拇指指端点法、食指指间关节点法、拇指关节刮法、按法、食指关节刮法、双指关节刮法、拳刮法、拇指推法、擦法、拍法等作用于相应反射区，各操作3~5分钟，以局部酸痛为佳。

1

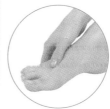

2

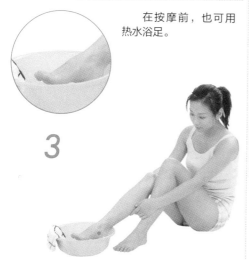

在按摩前，也可用热水浴足。

3

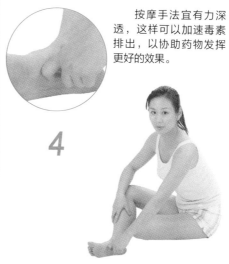

按摩手法宜有力深透，这样可以加速毒素排出，以协助药物发挥更好的效果。

4

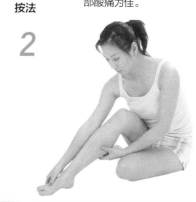

注意事项

（1）患者发热至38.5℃以上，可用冷毛巾湿敷头部，或枕冰袋（热水袋灌上冰水），同时可根据医嘱服退热药物。

（2）因丹毒是由细菌感染引起的，所以接触患者后一定要用肥皂洗净双手。

46 神经性皮炎

神经性皮炎是一种局限性皮肤神经功能障碍性皮肤病，又叫慢性单纯性苔藓。常发生于颈侧、项部、背部、腋窝等部，初起时局部阵发性剧痒，由于搔抓或摩擦等机械性刺激，皮肤迅速出现苔藓样变。反复发作，拖延难愈。

● 按摩取穴

经穴： 三阴交、隐白、公孙、京骨、解溪、太溪

奇穴： 8号穴、11号穴、27号穴

有效反射区

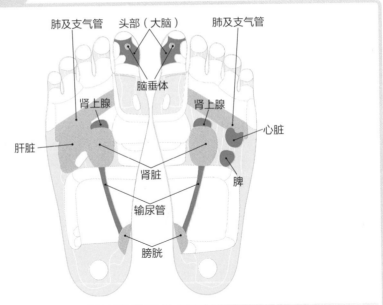

反射区

头部（大脑）、脑垂体、肝脏、脾、肺及支气管、肾脏、肾上腺、心脏、输尿管、膀胱

● 足浴治疗神经性皮炎的配方

丁香15克，苦参、大黄、明矾、地肤子各30克，黄柏、地榆各20克。将上述药材择洗干净，放入药罐中，加适量清水，浸泡5~10分钟后，水煎取汁，放入浴盆中，再将明矾放入，溶化后待冷却至适宜温度时足浴，每次5~10分钟，每日2次，每天1剂，连续5~10天。

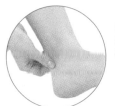

点按三阴交、隐白、公孙、京骨、解溪、太溪、8号穴、11号穴、27号穴、点2~3分钟。

太溪

1

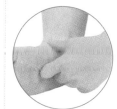

用拇指指端点法、食指指间关节点法、拇指关节刮法、按法、食指关节刮法、双指关节刮法、拳刮法、拇指推法、擦法、拍法等手法作用于相应反射区，各操作3~5分钟，以局部酸痛为佳。

食指关节刮法

2

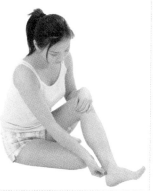

在采用按摩治法的同时，也可采用足浴疗法，即直接用有关药水洗患处，浴后充分擦干，患部避免过多的机械刺激。

3

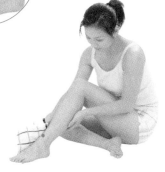

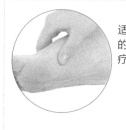

按摩有增加皮肤外适应性和改善内部营养的作用，利于控制、治疗病症。

4

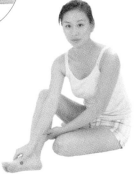

注意事项

（1）少吃海鲜、羊肉等食物，多吃水果和蔬菜，避免饮酒和食用刺激性的食物。
（2）应养成良好的卫生习惯，经常用活水做局部清洗。
（3）不宜穿过硬的内衣，以免刺激皮肤。
（4）每日进行面部按摩，保持气血通畅。
（5）忌用激素类药物外涂。

47 座疮

座疮多见于青年男女的面部，好发部位为眼眉外端、鼻根部、前额及耳后。典型损害为针头大小，顶端呈黑色的丘疹。常于感染后发生脓疮，亦可残留细碎瘢痕。俗称"青春痘""暗疮"或者"粉刺"。

● 按摩取穴

经穴： 申脉、足窍阴、内庭、三阴交

有效反射区

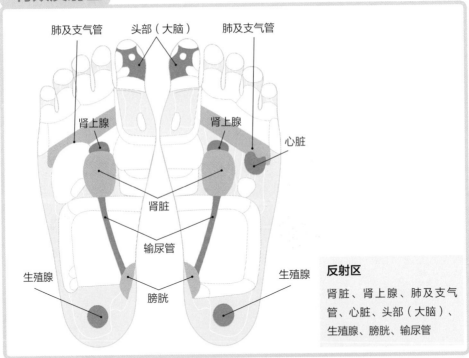

肺及支气管　　头部（大脑）　　肺及支气管
肾上腺　　肾上腺　　心脏
肾脏
输尿管
生殖腺　　膀胱　　生殖腺

反射区
肾脏、肾上腺、肺及支气管、心脏、头部（大脑）、生殖腺、膀胱、输尿管

● 足浴治疗座疮的配方

1. 皂角、透骨草各50克。把诸药制成药末，用开水浸泡至水温适宜，洗脸沐足，每次20分钟，每日1次，10次为1个疗程。

2. 大黄、黄柏、黄连各20克。以上诸药水煎2次，混合，待水温适宜，洗脸沐足，每次10~20分钟，每日1次。

图解手足对症按摩一学就会

操作手法与步骤

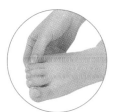

点掐足窍阴穴，揉内庭、三阴交、申脉等穴。

足窍阴

1

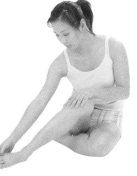

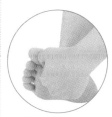

用拇指指端点法、食指指间关节点法、拇指关节刮法、按法、食指关节刮法、双指关节刮法、拳刮法、拇指推法、擦法、扣法等手法作用于相应反射区，各操作3～5分钟，以局部酸痛为佳。

拇指关节刮法

2

在按摩的同时，也可用相关药水浴足，按摩时的手法宜中度持续。

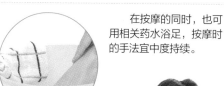

3

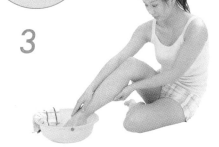

要注意按指导调整饮食起居，禁食辛辣性、刺激性食物。亦可加用胃及循环系统相应穴区以调整治疗。

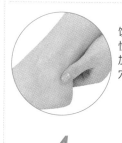

4

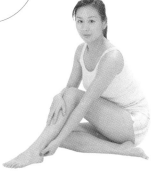

注意事项

（1）养成规律的生活习惯，尽量不要熬夜，避免因情绪和压力造成失眠。

（2）保持饮食均衡，尽量少吃或不吃辛辣的食物，不吃强刺激性的食物和酒精类的食物。

（3）选择适宜的化妆、护理、清洁用品，洗脸次数以早晚各一次为宜。

（4）要配合医生，耐心地接受治疗。

㊽ 疖病

疖是指单个毛囊以及它所属的皮脂腺的急性化脓性感染，以局部皮肤出现红、肿、疼痛的小硬结为主要特征。疖病是指多个疖同时或者反复出现在身体的各个部位。疖病经常发生于幼儿或者营养不良的人身上。

● 按摩取穴

经穴： 公孙、太冲、厉兑、大都、足窍阴

有效反射区

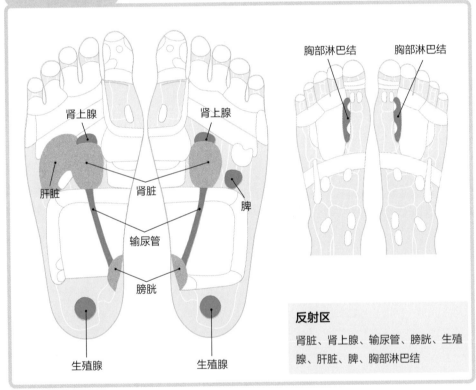

肾上腺　肾上腺　胸部淋巴结　胸部淋巴结
肝脏　肾脏　脾　输尿管　膀胱　生殖腺　生殖腺

反射区

肾脏、肾上腺、输尿管、膀胱、生殖腺、肝脏、脾、胸部淋巴结

● 足浴治疗疖病的配方

苦杏仁45克，绿茶10克。将上述药材一同入锅，加水2000毫升，煎煮30分钟，去渣取汁。取1小瓶药液外搽脸部及手臂，余下的药液倒入盆中，待温度适宜时泡足30分钟。20天为1个疗程。可滋润皮肤、消炎杀菌，补充维生素及矿物质。

操作手法与步骤

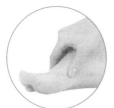

公孙

点按公孙、太冲、厉兑、大都、足窍阴等穴，各1~3分钟。

1

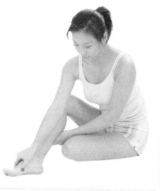

拇指推法

用拇指指端点法、食指指间关节点法、拇指关节刮法、按法、食指关节刮法、双指关节刮法、拳刮法、拇指推法、擦法、拍法等手法作用于相应反射区，各操作3~5分钟，以局部酸痛为佳。

2

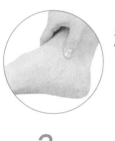

按摩手法宜深透持久，如并发他症可据变化加用相关穴区。

3

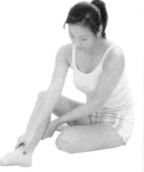

按摩相应反射区可加速毒素排出，以协助药物发挥更大作用。

4

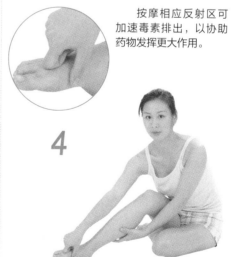

注意事项

　　若小孩得了疖病，家长应将其送到医院请医生给予合理治疗，如外敷药膏，内服或注射抗菌药物，等待疖内脓液形成，然后让它自然破溃流脓。其他方法还有切开排脓，外敷消毒纱布，每天更换敷料以待逐渐痊愈。不可自行挤压排脓。

第十一章 皮肤科疾病的足部保健按摩疗法

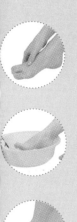

本章看点

- 癫痫
  癫痫可以表现为运动、感觉、意识、精神等多方面的功能障碍

- 耳鸣
  耳鸣是指人们在没有任何外界刺激条件下所产生的异常声音感觉

- 尿床
  习惯性遗尿会使孩子身体虚弱，影响身体健康和智力发育

- 尾骨痛
  尾骨痛一般无明显的外伤史，中年女性多见

- 肩痛
  只要发生轻微的肩痛症状，就要做相应的处理，不可任其恶化

- 脚背痛
  脚背是很容易不经意就受伤的地方，被东西砸到或者扭到都会使脚背受创

  ……

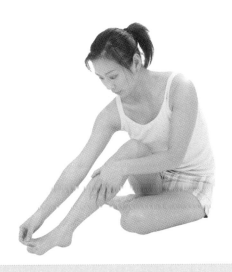

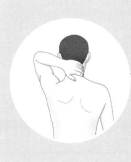

第十二章
其他常见病症的足部
保健按摩疗法

在前面几章介绍的具有针对性的疾病之外，我们生活中还有一些常见病，如落枕、癫痫、耳鸣、扁桃体炎等，它们并不一定是独立的疾病，可能是某种疾病的症状之一，但具有很强的普遍性，发病率比较高，所以在这里我们挑选出来，对它们也进行具体的介绍，使读者可以方便地运用相关内容，及时对自己的身体状况进行调整，保持身体健康。

49 癫痫

● 病症概述

癫痫本不是一种病，而是一种症状，就是脑神经细胞不正常放电所产生的现象。一般人的印象中，癫痫发作时，患者一定会意识昏迷、四肢抽搐、口吐白沫，其实不尽然。癫痫发作，会因放电部位的不同，而有各种不同的发作症状，可以表现为运动、感觉、意识、精神等多方面的功能障碍。

西医认为，癫痫是一种大脑神经元细胞异常过度放电而引起的脑功能障碍。这种异常放电患者感觉不到，别人也看不出来，但可以通过脑电图记录下来。癫痫发作的特点是突发性及反复发作性，以一次性的抽搐（俗称抽风）或意识障碍为主要表现，临床发作可以多种多样。癫痫的种类分为原发性、继发性和隐源性癫痫。

● 足部按摩反射区

膀胱、输尿管、肾脏、肾上腺、脑部、副甲状腺、淋巴结

● 足部按摩取穴

隐白、行间、太冲、大敦

> **❗ 饮食禁忌**
>
> （1）忌吃太咸的食物，即腌渍加工食品。
> （2）忌喝太多水。
> （3）忌饮酒、浓茶、咖啡。
> （4）忌吃肥腻食物，如肥猪肉、牛肉、羊肉等。
> （5）忌吃鱼腥食物，如白带鱼、鳝鱼、墨鱼、虾、蟹等。

按摩后请这样喝		● 山葡萄茶	● 刺瓜藤茶
	功效	改善癫痫	抑制癫痫发作
	材料	山葡萄100克、水3500毫升	鲜刺瓜藤100克、水3000毫升
	做法	将山葡萄洗净，加水大火煮滚后小火继续煮40分钟，滤渣当茶饮用	将刺瓜藤洗净切段，加水大火煮滚后小火继续煮20分钟，滤渣当茶饮用

50 耳鸣

● 病症概述

指人们在没有任何外界刺激条件下所产生的异常声音感觉。如感觉耳内有蝉鸣声、嗡嗡声、嘶嘶声等单调或混杂的响声，实际上周围环境中并无相应的声音，也就是说耳鸣只是一种主观感觉。耳鸣可以短暂或持续性存在。严重的耳鸣会扰得人一刻不得安宁，令人十分紧张。

● 足部按摩反射区

膀胱、输尿管、肾脏、肾上腺、脑部、甲状旁腺、淋巴结、内耳迷路

● 足部按摩取穴

太溪、地五会、侠溪、太冲

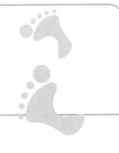

> **饮食禁忌**
> （1）忌辛辣刺激性食品，如辣椒、花椒、洋葱、芥末、韭菜。
> （2）忌易过敏食物，如海鲜类。
> （3）忌吃生冷食物，如冷冻食品、饮料。
> （4）忌吃油煎、油炸、烧烤的食物。
> （5）忌抽烟、喝酒。

按摩后请这样喝		● 丝瓜饮	● 苦瓜汤
	功效	改善耳鸣	改善耳鸣
	材料	丝瓜1条、水2000毫升	苦瓜1条、水3000毫升
	做法	将丝瓜洗净，去皮切块，加水大火煮滚后小火再煮20分钟，过滤当茶饮用	将苦瓜洗净，切开去籽，再切块，加水大火煮滚后小火再煮20分钟，滤渣当茶饮用。苦瓜留在日后可当菜食

(51) 尿床

● 病症概述

尿床就是遗尿症的俗称，是指3岁以上的小儿入睡后还不能控制排尿，从而不自觉地尿床。习惯性遗尿会使孩子虚弱，影响身体健康和智力发育，经常尿床还会给家庭带来烦恼。临床表现为：睡眠昏沉，难以叫醒，醒后不知；平时易出汗，尤其夜间出许多；睡觉姿势多为爬或蜷卧式；脾气古怪、胆小怕事、性格内向，做梦找厕所，冬天或阴雨天加重。

● 足部按摩反射区

膀胱、输尿管、肾脏

● 足部按摩取穴

至阴、照海、大钟

❗ 饮食禁忌

（1）忌吃寒凉生冷食物，如冰淇淋、棒冰、冰凉饮料、薏苡仁、赤小豆、西瓜。
（2）忌吃辛辣刺激性食物，如辣椒、蒜、洋葱、花椒。
（3）忌喝咖啡、浓茶、酒。
（4）忌晚餐后饮水过多。

按摩后请这样喝		● 玉竹茶	● 桂圆红枣汤
	功效	改善尿床	改善尿床
	材料	玉竹50克、水1000毫升	桂圆干20克、红枣10颗、水500毫升
	做法	将玉竹洗净，加水，大火煮滚后，小火煮20分钟，滤渣当茶饮	将桂圆干、红枣（切开去核）、水，放入电饭锅内胆，蒸煮30分钟，即可滤渣当茶饮用

52 尾骨痛

● 病症概述

尾骨痛，从广义上来讲，是临床上各种原因如尾骨或骶尾关节的损伤、感染、肿瘤、分娩后、肛门直肠术后、妇科手术以及尾骨周围部位自发性疼痛的综合征。

这种综合征一般无明显的外伤史，中年女性多见。由于此病的病程比较长，症状消失也很慢，所以患者一定要有耐心，循序渐进地治疗，不要"病急乱投医"。

具体治疗可采用改变坐姿的办法，即尽量用大腿坐，以减少臀部的持重和压力；坐时可用气垫、气圈将痛处腾空，以防止局部压迫，从而缓解疼痛。

● 足部按摩反射区

尾骨、颈椎、颈反射点、甲状旁腺

● 足部按摩取穴

金门

● 饮食禁忌

（1）忌辛辣刺激性食品，如辣椒、胡椒、洋葱、芥末、韭菜。
（2）忌易过敏食物，如海鲜类。
（3）忌生冷食物，如冷冻食品、饮料。
（4）忌油煎、油炸、烧烤食物。
（5）忌抽烟、喝酒。

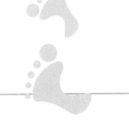

按摩后请这样喝

● 柠檬醋水

功效	改善酸痛
材料	柠檬醋水15毫升、冷开水300毫升
做法	将柠檬醋稀释于冷开水中，调匀后即可饮用

（53）肩痛

● 病症概述

无论是因为提重物或者姿势不良而造成的肩部不适，只要发生轻微的肩痛症状，就要做相应的处理，不可任其恶化。因为肩部活动会影响双手活动，所以首先应找出肩痛的原因。例如，肩周炎就有可能造成肩痛。肩周炎为肩关节周围软组织退行性、炎症性病变，冬天肩部受凉容易引发。主要表现为肩臂疼痛，活动受限，以夜间安静时疼痛加重为特征，此病多可自愈。但肩痛并非皆是肩周炎引起，其他疾病也常引起肩痛，千万莫麻痹大意而贻误了病情。

● 足部按摩反射区

甲状旁腺、肩反射点、内髋节骨、丘墟、条口、肋骨、肩胛骨

● 足部按摩取穴

丘墟

按摩后请这样喝	● 鱼腥草艾草茶	
	功效	改善酸痛
	材料	鱼腥草50克、艾草25克、水3000毫升
	做法	鱼腥草、艾草洗净后，泡水10分钟，加水以大火煮滚后小火煮20分钟，滤渣即可饮用，宜温热饮用

(54) 脚背痛

病症概述

脚背是很容易一不经意就受伤的地方，被东西砸到或者扭到就会使脚背受创。长途中因身体循环较差，脚背容易有肿胀现象。睡觉姿势也有可能导致脚背面的软组织受压迫而缺血不适。还有就是做某些运动时脚背软组织用力过度有可能导致受伤，睡觉时一直不动就会感觉出来，动了以后血流恢复正常就可以缓解。

足部按摩反射区

甲状旁腺

足部按摩取穴

解溪、商丘、内庭、厉兑、侠溪、足临泣、阳辅、陌谷、京骨

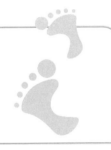

饮食禁忌

（1）忌吃辛辣刺激性食物，如辣椒、花椒、五香粉、麻辣火锅。
（2）忌吃肥腻厚味食物，如肥肉、羊肉、烧鹅。
（3）忌吃生冷食物，如冷冻饮料。
（4）忌吃油煎、油炸的食物。
（5）忌咖啡、酒、烟。

按摩后请这样喝

	车前草红枣汤	金线莲茶
功效	改善腿部酸痛	改善手部酸痛、其他部位酸痛
材料	车前草100克、红枣15颗	干品金线莲10克、水500毫升
做法	车前草洗净，红枣切开去籽，两者加水3000毫升，大火煮滚后小火煮20分钟，滤渣即可	将金线莲洗净，放入杯中，以沸水冲泡20分钟即可饮用

55 抽筋

● 病症概述

抽筋是一种不自觉的肌肉收缩痉挛现象，会造成肌肉僵硬酸痛。腿抽筋大多是缺钙、受凉、局部神经血管受压引起。平时可适量补钙，多晒太阳，注意局部保暖，也要注意体位的变化，如坐姿、睡姿，避免神经血管受压；也可做局部肌肉的热敷、按摩，加强局部的血液循环。如果还无改善，就应到医院检查治疗。

高热、癫痫、破伤风、狂犬病、缺钙等都可引起抽筋。常由于急剧运动或工作疲劳或胫部剧烈扭拧引起，往往在躺下或睡觉时出现。

● 足部按摩反射区

甲状腺、甲状旁腺

● 足部按摩取穴

解溪、三阴交、束骨

> **❗ 饮食禁忌**
>
> （1）忌寒凉的水果，如火龙果、水梨、苹果。
> （2）忌冰冷的食物，如冰淇淋。

按摩后请这样喝	● 糙米酵素茶	
	功效	改善抽筋
	材料	糙米酵素30毫升、温开水200毫升
	做法	将以上二者拌匀即可饮用

（56） 虚脱

● 病症概述

有的患者突然恶心，头晕，面色苍白，呼吸表浅，全身出冷汗，肌肉松弛，周身无力，往往突然瘫倒在地，有的伴有意识不清，这就是虚脱的表现。在浴室洗澡时"晕堂"也是虚脱。当有大量吐泻、失血和某些不知因素的强弱刺激等，都会导致心脏和血管的急性功能障碍而引起暂时性虚脱。

发现患者虚脱，应立即安置平卧休息。给予温热茶水或糖水饮用，并用手指掐压人中、内关、合谷等穴位。或是针刺合谷、足三里等，都有助于急救。对"晕堂"者，应马上使其离开澡堂，擦干汗水，到更衣室平卧，采取头低足高位休息片刻。经过上述处理，一般很快即可恢复。

● 足部按摩反射区

心脏、肾脏、肾上腺

● 足部按摩取穴

三阴交

! 饮食禁忌

（1）忌吃辛热刺激性食物，如辣椒、芥末、花椒、咖喱、茴香、烟、酒等。

（2）忌吃寒凉生冷食物，如冰淇淋、冰冷饮料、西瓜、冬瓜、椰汁等。

按摩后请这样喝

● 党参枸杞子茶

功效	改善四肢、全身无力
材料	党参10克、枸杞子30克、沸水750毫升
做法	将材料放入杯中，以沸水冲泡10分钟即可饮用

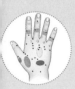

本章看点

- 看掌纹和指纹诊病
  掌纹和指纹都能作为诊病的依据

- 指甲形态与疾病
  指甲是身体重要部分，能反映身体的健康状况

- 看手掌诊病
  手掌可以反映身体的健康状况及人的性格

- 看手指诊病
  手指是血液回流的起点，其形态变化与身体健康关系密切

- 手疗简介
  一般意义上的手疗，是指手部按摩疗法

- 手疗基本操作手法
  手疗手法正确才能事半功倍，达到治疗和保健的目的

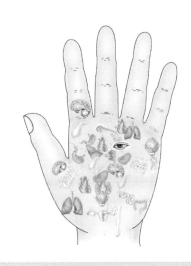

第十三章

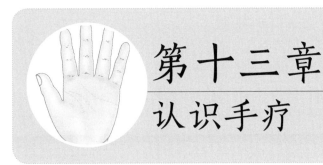

认识手疗

　　手疗在现代慢慢成为一种简单易学的治病保健方法。根据中医全息学理论，人的五脏六腑在手部都有对应的反射区，刺激这些反射区就可以调节相应脏器的生理功能，起到除病保健的作用。手疗既可用于治疗各类病症，又可用于养生保健，用途相当广泛。本章先从掌纹、指纹、指甲形态和手指的形态变化等来诊断疾病，再介绍手疗的基本操作手法，让读者对手疗有一个基本的认识。

(57) 看掌纹和指纹诊病

在手诊中，指纹和掌纹都可以作为诊病的依据。掌纹不仅可以诊断先天遗传疾病，还可以用来诊断后天的各种疾病，而指纹多用来诊断先天遗传病。

掌纹是指手掌上的纹线。粗的"线"和细的"纹"组成了手掌纹线，"线"生成于母体，不易改变，它是身体先天状况的反映。假如"线"改变了，那就一定是体内脏器发生了极大的变动。"纹"多形成于后天，由物理变化和化学变化造成，比较容易改变。"纹"变化时，周期一般在3个月以上，最快的也需要8天（急性病变）。

掌纹的形成和变化与手部的神经系统和血液循环有着密切的关系。手掌是末梢神经的集中区，感觉灵敏，手的活动直接调动着大脑的思维反应，丰富的末梢神经活动对掌纹的变化有着不可忽视的影响。手部的微循环丰富而密集，因而手部的微循环是否通畅，直接影响到掌纹的变化。除此之外，掌纹还受到经络穴位的影响。虽然掌纹不是按照经络穴位来分布的，但手部是经络循行的集中区，所以掌纹不可避免地会受其影响。而经络又反映着人体各个部位的健康状况，所以掌纹的变化预示着人体健康状况的发展变化。

掌纹有一部分是不变的，代表家族遗传基因的情况；有一部分是变化的，会随着年龄、心理、职业、社会环境和身体状况的改变而改变。掌握这种变化规律，就可以凭借它来观察疾病的发生发展，从而起到防病诊病的作用。

指纹是皮纹图形在手指特定部位的表现。指纹是人们观察最早并且研究最多、应用最广的部分。指纹主要是根据遗传基因形成的，所以它是不会改变的，除了刑侦上将其作为鉴别个人身份的依据外，还可以用来诊断与遗传基因有关的病症。有些皮纹研究学者，从指纹上判断儿童的智商和行为异常、小儿唐氏综合征，获得了很多的成果。

指纹研究是皮纹学中的一个分支，也是医学领域的重要组成部分。目前，指纹已被广泛用于遗传学、人类学、民族学、优生学等多种学科。基因诊断被称为第四代诊断技术，它弥补了过去传统诊断方法的不足之处，不以疾病的表征为前提，而以基因型为基本前提，即通过分析某种基因的缺陷，而对某种疾病作出诊断。指纹诊病作为基因诊断的一个方面，对于遗传疾病及其他一些重大疾病的预防和基因诊断具有重要的意义。

看手纹诊病

指纹与掌纹

指纹的形成由遗传基因决定，不会改变，主要用来诊断先天性遗传疾病；掌纹会随着人的生理和社会因素的改变而改变，主要用来诊断人体健康的发展变化。

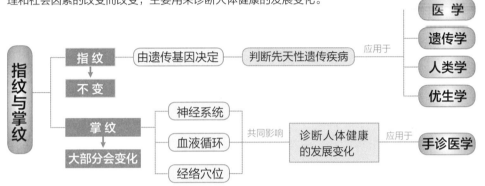

正常的手纹

正常的手纹包括指纹、指节纹、掌纹、掌花纹四种纹线。指纹是皮纹图形在手指特定部位的表现，可分为10种类型；指节纹是指与指之间、指与掌之间的屈褶纹；掌纹包括大鱼际曲线、小鱼际抛物线和小指根下横曲线，以及其他一些辅助线和干扰线；掌花纹即指节以下手掌部分的皮肤花纹。

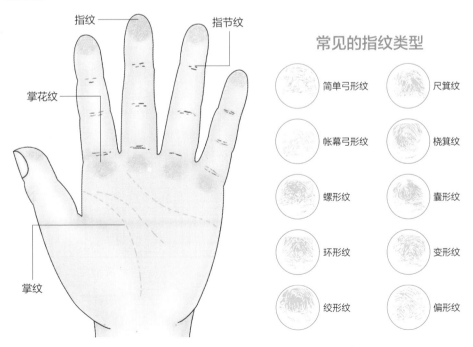

常见的指纹类型

简单弓形纹　　　尺箕纹

帐幕弓形纹　　　桡箕纹

螺形纹　　　　　囊形纹

环形纹　　　　　变形纹

绞形纹　　　　　偏形纹

58 指甲形态与疾病

指甲是身体重要的一部分，可以说是皮肤的延长。出现在指甲上的现象不仅可以反映出内脏的状态，还可以反映出精神状态的变化，由此我们就能了解一个人全部的健康状态。

● 长指甲

甲面占指节3/5以上的指甲属于长指甲，具有这种指甲的人个性温和，感情细腻，情绪较抑郁，易伤感，一般呼吸系统较弱，易感冒，通常这种甲型以妇女多见。若指甲长而方，表示此人对自己要求高，对周围人也有同样高的要求，而且情绪敏感。

● 短指甲

甲面占指节1/3左右的指甲属于短指甲，具有这种指甲的人，健康状况较好，体格粗壮，但情绪较暴躁，易患高血压及肝病；指甲极短且呈矩形的人，心灵手巧，适合技术领域的工作。此外，半月痕很小或完全没有的人，易患心脏病。指甲短而肥大的人，性格活跃，喜欢运动，处事果断，但有时性格极为固执。

● 圆形指甲

圆指甲的甲板面一般呈半圆形，甲皱沟不整齐，颜色较正常，表示身体健康状况良好，但易患偏头痛等。

● 方形指甲

方指甲甲面不及末节的1/2，长宽相近，颜色正常，这种指甲类型的人易患循环系统疾病、心脏病等。指甲偏向正方形的人，不会有极端的行动，喜欢按常规做事，往往可以得到确实的成果，但不擅长交际。

● 狭长指甲

狭长指甲的长度与长形指甲相似，占指节的3/5以上，但甲面的横径小，宽约为长的1/3，指甲多柔软脆弱，这种指甲类型的人易患颈腰椎增生、骨质增生及心脏病等。

看指甲诊病

看甲痕知体质养生

甲痕诊病	体质类型	易患疾病	养生建议
十指没有甲痕	为寒底型体质，体内阳气虚弱而阴寒较盛	容易疲劳乏力，吸收功能差，面色苍白，手脚厥冷，心惊，嗜睡，容易感冒，精神不振，精力衰退，体质下降	补充蛋白质，如奶类、蛋类、豆类、鱼类、黑色食物、种子果实类食物
十指均有甲痕	为热底型体质，阳气偏盛，脏腑功能亢进	容易面红，上火，烦躁，便秘，易怒，口干，食量大，不怕冷，好动，甚至血压高，血糖高，容易中风	多吃些清热降火的食物，如冬瓜、西瓜、胡萝卜、西红柿、空心菜、菠菜、竹笋等

指甲与人体部位的对应关系

　　双手的指甲与人体部位有一定的对应关系，根据这种对应关系就可以诊断出身体相应部位的健康状况。

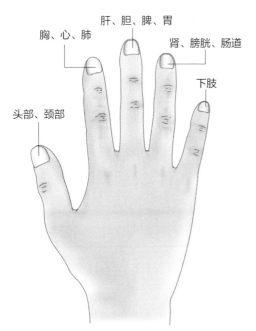

肝、胆、脾、胃
胸、心、肺
肾、膀胱、肠道
下肢
头部、颈部

指甲九畴十区划分法

　　根据壮医的实践经验，有些手相专家把指甲划分为十区，这种划分法被称为九畴十区划分法。这十区分别对应人体的脏腑器官，因此观察此十区的变化，即可了解身体健康的状况。

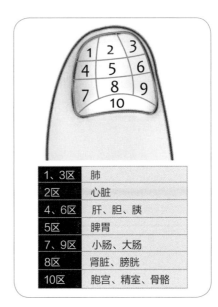

1、3区	肺
2区	心脏
4、6区	肝、胆、胰
5区	脾胃
7、9区	小肠、大肠
8区	肾脏、膀胱
10区	胞宫、精室、骨骼

59 看手掌诊病

　　手掌可以反映出身体其他部位的健康状况，同时也可以显示人的性格。观察时应让被检查者洗净双手，将手自然分开，掌心向上，放到光亮的地方。根据手掌及手指的不同形状，可以把手掌分为以下几种类型：原始型、竹节型、尖头型、四方型、圆锥型、匙型手。

　　1. 原始型手较肥厚，手指短，指结厚硬粗糙，掌厚大而硬，尤其是掌的下部特别粗厚，掌纹简单而粗犷，掌背青筋浮露，皮肤颜色较深。这种手形的人，大多思想单纯，性情粗犷，智力平平，但体力很好，易激动而发怒，容易精神紧张，因此易患高血压和呼吸系统方面的疾病。

　　2. 竹节型手，手掌修长而骨挺，手指消瘦，骨关节较高，指尖的形状介于方与尖之间，拇指长大而刚直，皮肤颜色较深，手背筋肉和血管隆起。这种手形的人，性情较古怪，善于思考，往往用脑过度而伤及体力，一般呼吸、泌尿、生殖等系统功能较弱。

　　3. 尖头型手，手细长而无肉，手指纤长而柔弱无力，指甲呈扁桃型而绯红，拇指粗细匀称，皮肤白皙，青筋较明显。这种手型的人，一般健康状况差，神经衰弱、胆怯，易患呼吸系统疾病，并且泌尿、生殖系统功能较差。

　　4. 四方型手，手颈及掌指均很宽，外形直而方，指甲短也呈方形，拇指直而长，拇指球相当发达，手掌肌肉筋骨厚而坚实有弹性。这种手形的人，体力好，精力充沛，各方面发育良好，但有的人性格过于固执，成年以后容易患心脑血管疾病。

　　5. 圆锥型手，手形和手指均细长，大小适中，越向手掌上部越窄，指根粗，指尖为圆锥形状，手掌肥厚，皮肤柔润富有弹性，肤色较白，青筋隐而不露。这种手形的人，思想敏锐但缺乏耐力，大多脾胃功能差，易患消化系统疾病。

　　6. 匙型手，手腕多粗大，指根也较粗大，指尖像汤匙，指甲圆厚而大且硬。这种手形的人，一般健康状况良好，体形高大，性格开朗，比较自信，性情急躁，掌背青筋粗浮者易患高血压、糖尿病等。

常见六种手掌型

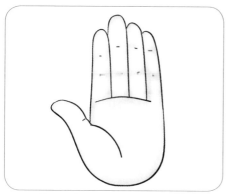

原始型手者一般易患心脑血管和呼吸系统疾病，此类手型者易精神紧张。

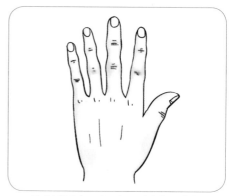

竹节型手者一般呼吸和消化系统较弱，生活中应避免肺、肾功能消耗过大。

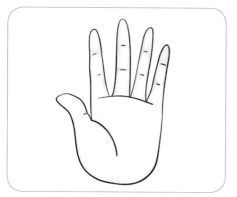

尖头型手者一般体质较差，易得高血压、心脏病或者糖尿病等疾病，但没有强烈的烦躁易怒情况。

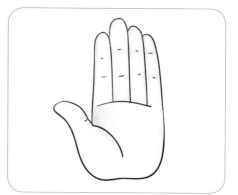

四方型手者手掌为方形，手质较柔韧。此类手型的女性应避免更年期综合征及神经性头痛。

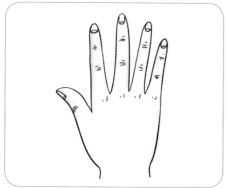

圆锥型手上面粗，下面细，此类手型者多为脾胃虚弱，中晚年时需预防关节炎等疾病。

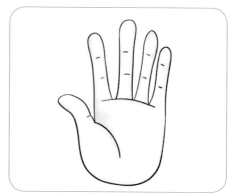

匙型手者一般健康状况比较好，但易患高血压、糖尿病等疾病。

(60) 看手指诊病

手指位于人体上肢的末端，是血液回流的起点之一，而且心、肺、大肠、三焦、小肠、心包等经络均循行于指尖，因此手指形态的变化与身体健康有着密切的联系。所以，手指也是掌纹诊病的参考之一。人有气色，手指也有气色，手指的不同气色反映了身体健康情况的不同。

红润：气血运行良好、微血管内血液充盈。

白色：气血不足，肺气虚。中指苍白细弱，说明心血管功能不足或贫血。小指苍白，提示脾肾虚寒，小便清长，大便不调。

黄色：脾气虚，肝脏功能下降，若为土黄色而无光泽则提示可能有肝脏肿瘤。

暗红色或紫红色：血液黏稠度增高，可能有心血管系统疾病。

青色：胃肠功能不良，脾胃虚寒，血液中含氧量降低，血液循环障碍。

暗黑色：肾气不足，提示肾功能障碍。假如整个手色发暗，没有光泽，仿佛笼罩着一层黑雾，则说明机体免疫功能低下，可能患有免疫系统疾病。

此外每个手指可代表不同的脏腑器官，手指与脏腑有相应的对应规律。

拇指反映肺脾功能。过分粗壮显示易动肝火，出现眼涩眼痒、口苦、心情烦躁、头晕的病症；扁平薄弱显示少年时期体质差，易患神经衰弱；上粗下细则表示吸收功能差，身体瘦弱不易肥胖；上细下粗表示吸收功能好。

食指反映肠胃功能。苍白瘦弱表示肝胆功能差，消化功能差，易疲倦；第一指节过长表示健康功能差；第二指节过粗表示钙质吸收不平衡，骨骼、牙齿多较早损坏；第三指节过短表示易患神经方面疾病；指头偏曲，指节缝隙大显示易患消化系统疾病，特别易患大肠疾病。

中指反映心血管功能。苍白细小表示心血管功能差，需注意家族遗传；中指偏短显示易患肺肾疾病；第二指节过长意味着钙质代谢差。

无名指反映肝胆功能。无名指太长见于因生活不规律而影响健康的人；无名指太短表示身体元气不足，体力不佳，免疫力低；无名指的强弱与人体泌尿生殖系统有关，要注意补肾。

小指反映子宫、睾丸、肾功能。小指瘦弱的女性易患妇科病；男性易肾亏、性功能差、生育困难。

看手指诊病

手指诊病

　　手指位于肢体末端，共有六条经络循行经过，因此手指的形态变化与健康有密切的关系。据研究，不同手指对应着不同的脏腑器官，并反映其所对应器官的病理变化。

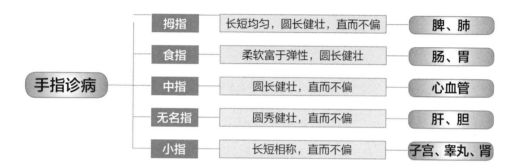

手指诊病			
	拇指	长短均匀，圆长健壮，直而不偏	脾、肺
	食指	柔软富于弹性，圆长健壮	肠、胃
	中指	圆长健壮，直而不偏	心血管
	无名指	圆秀健壮，直而不偏	肝、胆
	小指	长短相称，直而不偏	子宫、睾丸、肾

从大拇指看你的生命力与性格

拇指形状	生命力与性格
拇指较宽	讲究观察，性格有些固执
拇指较长	头脑清晰，适应社会的能力很好
拇指扁平或薄弱	体质较差，且神经质，办事缺乏韧性
拇指短小	情绪不稳定，性格优柔寡断，意志不够坚定，易胆怯
第一指节端正、长度正常	意志坚定，有恒心有耐性，而且敦厚稳重，具有适应能力
第二指节长度正常	理解力强，有逻辑分析能力而处事果断
第一指节长于第二指节	观察力敏锐，但自负而缺乏思虑，易激动
第一指节短于第二指节	感情不稳定，性格内向

61 手疗简介

从狭义上来说，手疗一般是指手部按摩疗法，就是通过手对手部某些固定的与身体内外脏器、组织有着特异联系的穴位，病理反射点或敏感点等，以特定的治疗手法的刺激，一般采用点法、揉法、按法、推法等手法，来调节相应经络、脏腑、组织、器官，以达到保健强身、治疗急慢性疾病的目的。

从广义上来说，手疗还包括针刺疗法、点刺疗法、七星针疗法、艾灸疗法、指针疗法、割治疗法、埋线疗法、穴位注射疗法、手部直流电疗法、握药疗法等，但是因为在手疗的这些手法中，手部按摩疗法是最有代表性、简单方便、经济实惠，也是流传最广，最受老百姓喜爱的，因此一般说到手疗时，其实说的就是手部按摩疗法。

手疗（以下提到手疗时均指手部按摩疗法）既可用于治疗各类病症，又可用于养生保健，用途相当广泛。通过手疗大家既可互治，又可自治，所以手疗深受大众的垂爱和欢迎。这也是由手疗的自身特点和优势决定的。

手疗的优点

范围广泛	既可用于急性病症的治疗，又可用于各种慢性病症的治疗，内科、外科、骨伤科、妇科、儿科、皮肤科、五官科等临床各科的很多常见病、多发病，甚至少数疑难杂症，都可以采用手疗来进行治疗
操作简单	手疗法无需高新技术以及复杂的医疗器械，仅凭双手以及一些简单工具便可操作，比较容易学习和掌握，可以说是一学就会，一看就懂，特别适合老百姓的居家保健祛病
安全可靠	手疗法是一种自然疗法，安全可靠，无污染，又不像药物那样会使人体产生药性依赖，也不会对人体脏腑造成损害
疗效好，见效快	对于手疗的各种适应证，不论是急性病还是慢性病，只要运用得当，都会起到意想不到的效果。而且，手疗还是一种不可多得的保健强身的方法，只要坚持使用，一定会获益良多

手疗虽然适用面极广，但并不是万无一失的，有些病症并不适合手疗，或者要有选择性地使用，或者在使用时需注意一些问题，避免身体出现不适。因此在临床上，手疗的具体应用还要注意一些事项。

手疗的注意事项

手疗场所	空气要流通，冬天要做好保暖，避免手部受寒或者冻伤；夏季天气闷热，可以打开电风扇解热，但是要注意不可直接对着吹风，在进行手疗时，室内的旁人切不可吸烟
手疗力度	手疗力度要适中，每穴治疗3~5分钟，每次以15~30分钟为宜。对于急性病症，每日可治疗1~2次，病愈后即止；对于慢性病症，则宜每日或隔日治疗1次，5~10次为1个疗程
身体状态	暴饮、暴食或者饥饿、极度疲劳的状态下，1个小时内均不可做手疗。在进行手疗前最好休息15分钟，如果是刚做完剧烈运动则要休息半个小时才能进行
老弱人群手疗	老年人关节僵硬，骨骼相对松脆，少年儿童皮薄肉嫩，所以对这两种对象做手疗时手法要轻柔，不可太用力
患者手疗	严重病患或者病情较为严重的人，做手疗时要配合常规疗法同时进行，或以常规疗法为主，手疗法为辅，以达到快速治愈疾病的目的
手疗禁忌	手部有感染、化脓性病灶者，禁用手疗法；皮肤过敏者，也要慎用手疗法

62 手疗基本操作手法

手部按摩保健法的基本手法大概有按、揉、点、捻、掐、推、擦、摇转、拔、摩等十几种，在具体操作时，如果手法选择不得当，可能治疗效果会不显著，影响治疗的信心，所以只有选择合适的手疗方法才能事半功倍，达到治疗和保健的目的。

按摩的常用手法

按摩手法	定义	适用范围	注意事项	功效
按法	用拇指指尖或指腹（肚）垂直平压穴位、反应区、反应点	按法一般适用于手部大、小鱼际处等较平的穴区。可用来进行各种慢性疾病、慢性疼痛的治疗	着力部位要紧贴手部表面，移动范围不宜过大，用力要逐渐加重，缓慢而持续，不要用爆发力，按压频率和力度都要均匀	通经活络、祛寒止痛
揉法	把手指螺纹面按在手部穴区上，放松腕部，以肘部为支点，前臂摆动，带动腕部和掌指作轻柔缓和的旋转性揉动，将力通过手指传达至各部位	适宜在表浅或开阔的穴位上进行。常用来治疗慢性病、虚症、劳损	压力宜轻柔，动作要协调有节律，持续时间最好长些	启闭开阖、调节阴阳
点法	用拇指指端或中指顶端或小指外侧尖端加上无名指、拇指固定，或屈拇指指尖关节，或屈食指以近端指尖关节等部位，点压手部穴位	一般用于骨缝处的穴区，多用于急症、痛症等的治疗	点法接触面积小，力度强，刺激量大。操作时要求准确有力，不要滑动，力量调节幅度大	快速止痛

捻法	用拇指、食指螺旋纹面夹持一定部位，用单指或两指相对做搓揉动作	主要用于手部每指各部小关节。也可应用于慢性病症，局部不适及保健等	既强调频率和作用部位，又要重而不滞，轻而不浮	活血、通络、止痛
掐法	可以用手指顶端甲缘对手部穴位区施以重刺激，一般多用拇指顶端及桡侧甲缘施力，也可以拇指与其余各指顶端甲缘相对夹持穴区来施力	常用于掌指关节结合部及掌骨间缝部位的操作。用于治疗痛症、癫狂发作、急症、神经衰弱等	掐法属强刺激手法，掐时要慢慢用力，到引起强反应时停止。运用此法时切不可滑动，否则很容易损伤皮肤。为避免掐破皮肤，可在重掐部位覆盖一层薄布	舒筋、活络
推法	用指掌、单指、多指及掌根、大小鱼际侧，着力于手部的一定穴位及反应点，单向直线移动	适用于手部纵向长线进行。慢性病、劳损性疼痛、酸痛、虚寒及保健等均可用此法进行治疗	指掌紧贴体表用力稳妥，速度缓慢均匀。为使力度调控自如，推法一般是沿手部骨骼走向进行操作	开通穴道、活血化淤
擦法	用单指或手掌或大小鱼际及掌根部附着于手的一定部位，紧贴皮肤进行往复快速直线运动	擦法适用于手掌、手指部顺骨骼走向，特别是手掌心部操作运用。适用于慢性疾病、虚寒证、精神性疾病等，也可用来强身健体	腕关节要自然伸直，前臂与手保持水平，指擦的指端可微微下按，以肩关节为支点，上臂主动带动指掌做反直线移动。擦法的着力一定要轻而不浮、节奏迅速，这样才能收到满意效果	行气活血、温煦补益
摩法	把手掌面或食指、中指、无名指螺纹面附于手部一定部位上，用腕关节连同臂部摆动使掌部穴区上作顺时针或逆时针的循环擦动。重手法后可用摩法进行放松调整	摩法适用于手部相对开阔的部位。常用来治疗老年疾病、慢性病、虚证、寒证	要求动作轻柔、速度均匀协调，频率要快。摩法操作时要持续、均匀、迅速，不应重滞不匀	温经通络、行气活血

本章看点

- 高血压
  高血压会导致心肌肥厚、心脏扩大、心功能不全等症
- 冠心病
  冠心病是冠状动脉粥样硬化性心脏病的简称
- 糖尿病
  糖尿病是一种常见的内分泌代谢病
- 更年期综合征
  更年期综合征是由性激素水平波动或下降而引起的一系列症状

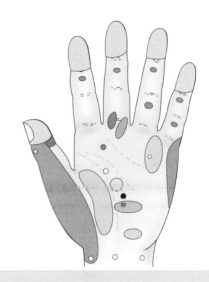

第十四章
循环系统及内分泌系统疾病的手疗法

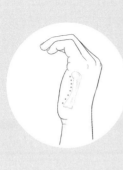

　　循环系统疾病是常见病，尤其在内科疾病中所占比重很大。内分泌系统是由内分泌腺及分布于其他器官的内分泌细胞组成，其中任何一种内分泌细胞的功能失常所致的一种激素分泌过多或缺乏，均可引起相应的病理生理变化。本章介绍的是循环系统及内分泌系统疾病的手诊手疗知识。

(63) 高血压

高血压是指在静息状态下动脉收缩压和（或）舒张压增高（大于140/90毫米汞柱），常伴有脂肪和糖代谢紊乱以及心、脑、肾和视网膜等器官功能性或器质性改变，并以器官重塑为特征的全身性疾病。

● 症状反应

□ 头痛：若经常感到头痛，而且很剧烈，同时又恶心作呕，就可能是向恶性高血压转化的信号。

□ 耳鸣：双耳耳鸣，持续较长时间。

□ 气短心悸：高血压会导致心肌肥厚、心脏扩大、心功能不全，这些都是导致气短心悸的原因。

□ 眩晕：可能会在突然蹲下或站立时发作。

● 病因分析

此病病因尚未十分明确。一般认为高级神经中枢功能障碍在发病中占主导地位，体液、内分泌因素、肾脏等也参与发病过程。

● 看手知健康

1. 心区及大鱼际部位颜色鲜红，肝部有暗红色线条出现，肾区淡白无华，表明情绪急躁、易怒，有心悸头晕症状。

2. 1线紊乱不清晰纹路深刻，明显易见，2线走向平直。

专家支招

问：哪些症状可能是高血压的危险信号呢？

答：有六个症状必须注意。一是头疼：部位多在后脑，并伴有恶心、呕吐感。二是眩晕：女性居多。三是耳鸣：双耳耳鸣，持续时间较长。四是失眠：多为入睡困难、早醒、易做噩梦、易惊醒。五是肢体麻木：手脚麻木或皮肤如蚁行感。六是心悸气短。

对症手诊手疗

看手诊病

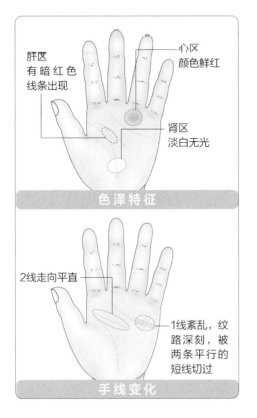

肝区
有暗红色
线条出现

心区
颜色鲜红

肾区
淡白无光

色泽特征

2线走向平直

1线紊乱，纹
路深刻，被
两条平行的
短线切过

手线变化

手疗治病

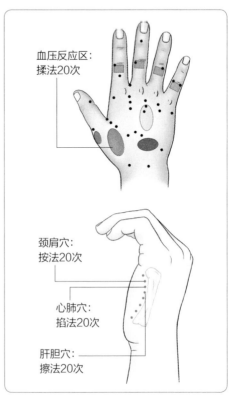

血压反应区：
揉法20次

颈肩穴：
按法20次

心肺穴：
掐法20次

肝胆穴：
擦法20次

手疗流程	手疗部位	步骤	选穴	方法
	手背	第一步	血压反应区	揉法20次
		第二步	颈肩穴	按法20次
	手侧	第三步	心肺穴	掐法20次
		第四步	肝胆穴	擦法20次

● 对症食疗

山楂降压汤：山楂15克，猪瘦肉200克，食用油30毫升，生姜5克，葱10克，鸡汤1000毫升，食盐适量。猪瘦肉切片；生姜拍松；葱切段。锅内加入食用油，烧至六成熟时，下入生姜、葱爆香，加入鸡汤，烧沸后下入猪瘦肉、山楂、食盐，用小火炖50分钟即可。

(64) 冠心病

冠心病是冠状动脉粥样硬化性心脏病的简称，为冠状动脉硬化导致器官病变的最常见类型。

● 症状反应

☐ 心绞痛型：表现为胸骨后的压榨感，闷胀感，伴随明显的焦虑，持续3~5分钟，常发散到左侧臂部、肩部、咽喉部、背部和右臂。

☐ 心肌梗死型：梗死发生前一周常有前驱症状，如静息和轻微体力活动时发作的心绞痛，伴有明显的不适和疲惫。

☐ 无症状性心肌缺血型：很多患者有广泛的冠状动脉阻塞却没有感到过心绞痛，甚至有些患者在心肌梗死时也没感到心绞痛。

● 病因分析

因冠状动脉狭窄、供血不足而引起的心肌机能障碍和（或）器质性病变，故又称缺血性心肌病。

● 看手知健康

1. 明堂处出现独立的"△"形纹，说明患有冠心病，而且正在向严重的方向发展。
2. 3线尾端出现"△"形纹，提示心肌缺血，要预防隐性冠心病。

专家支招

问：我叔叔到医院检查，确定得了冠心病，请问此病有什么警示特征表现吗？

答：一旦突发胸部或上腹疼痛，或者产生心慌、气短、烦躁、胸闷、精神不振、头晕、疲乏等一系列症状，一定要及早到医院去进行检查。确诊后应及时治疗，不可存侥幸心理，以免延误病情。

图解手足对症按摩一学就会

对症手诊手疗

看手诊病

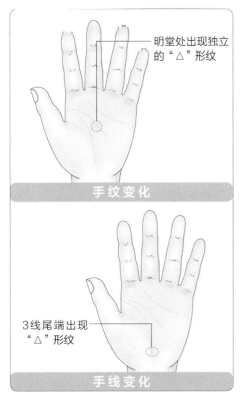

明堂处出现独立的"△"形纹

手纹变化

3线尾端出现"△"形纹

手线变化

手疗治病

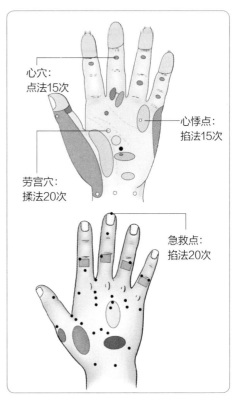

心穴：
点法15次

心悸点：
掐法15次

劳宫穴：
揉法20次

急救点：
掐法20次

手疗流程	手疗部位	步骤	选穴	方法
	手心	第一步	心悸点	掐法15次
		第二步	劳宫穴	揉法20次
		第三步	心穴	点法15次
	手背	第四步	急救点	掐法20次

● 对症食疗

玉竹炖猪心：玉竹50克、猪心500克，生姜、葱、花椒、食盐、白糖、味精、香油适量。将玉竹洗净，切成段；猪心剖开，洗净血水，切块。将玉竹、猪心、生姜、葱、花椒同置锅内煮40分钟。下食盐、白糖、味精和香油于锅中即可。趁热空腹分2次食用。

(65) 糖尿病

糖尿病是一种常见的内分泌代谢病,其基本病理、生理改变为绝对或相对性胰岛素分泌不足引起代谢紊乱,其特征为高血糖、尿糖、葡萄糖耐量降低及胰岛素释放试验异常。

● 症状反应

☐ 多饮。 ☐ 多尿。

☐ 多食。 ☐ 消瘦。

☐ 蛋白质、脂肪、水和电解质等一系列代谢紊乱综合征。

● 病因分析

1. 自身免疫系统缺陷。在糖尿病患者的血液中可查出多种自身免疫抗体,这些异常的自身抗体可以损伤人体胰岛中分泌胰岛素的胰岛B细胞,使之不能正常分泌胰岛素。

2. 遗传因素。目前研究提示遗传缺陷是糖尿病的发病基础,这种遗传缺陷表现在人第六对染色体的人类白细胞抗原(HLA)异常上。

3. 病毒感染可能是诱因。因为糖尿病患者发病之前的一段时间内常常有病毒感染史。

● 看手知健康

1. 肺二区颜色鲜红,按之不易退去,为多饮、烦渴为主的上消化道症状。胃一区温热、潮红,则是多食善饥的中消症状。肾区苍白不泽,为尿频、尿多的下消症状。

2. 皮肤区干燥,3线上有障碍线介入或出现岛纹,乾位色暗伴有格子纹。

图解手足对症按摩一学就会

专家支招

问:年轻人怎么知道自己得了I型糖尿病啊?

答:糖尿病本身隐蔽性较高,因为大家误认为糖尿病是中老年疾病,所以往往会错过治疗的最佳时机,因此建议年轻人一旦出现口渴、乏力、能吃等症状时应尽快到医院检查,争取在发病的初期阶段使疾病得到治疗和控制。

对症手诊手疗

看手诊病

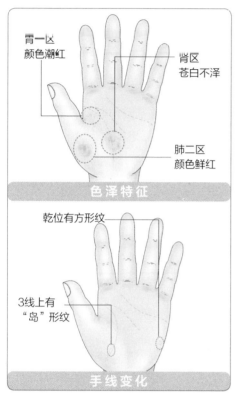

胃一区
颜色潮红

肾区
苍白不泽

肺二区
颜色鲜红

色泽特征

乾位有方形纹

3线上有
"岛"形纹

手线变化

手疗治病

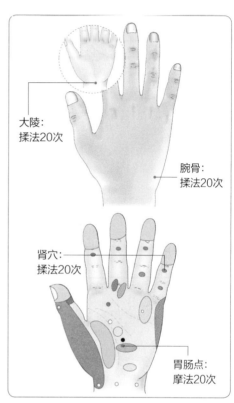

大陵：
揉法20次

腕骨：
揉法20次

肾穴：
揉法20次

胃肠点：
摩法20次

手疗流程	手疗部位	步骤	选穴	方法
	手心	第一步	大陵	揉法20次
	手背	第二步	腕骨	揉法20次
	手心	第三步	胃肠点	摩法20次
		第四步	肾穴	揉法20次

● 对症食疗

　　豆腐浆粥： 粳米50克，豆腐浆500毫升。煮粳米，加豆腐浆，至米开花后熬成粥，调味食用。适用于糖尿病伴高血压、冠心病者，肾病、肾衰者不宜服用。

　　木耳粥： 黑木耳5~10克，粳米100克，红枣3颗。浸泡黑木耳，将粳米、红枣煮粥，快熟时加黑木耳。适用于糖尿病血管病变者。但因黑木耳有破血作用，故患有糖尿病的孕妇应慎用。

(66) 更年期综合征

更年期综合征是指一部分妇女在自然绝经后，由于卵巢功能衰退，所引起的生理变化和自主神经功能紊乱为主的症候群。

● 症状反应

- □ 颧骨部、颈部及胸背部的皮肤潮红。
- □ 心率加快。
- □ 情绪不稳定，易激动、紧张或抑郁。
- □ 烦躁不安，失眠多梦。
- □ 头痛、腰腿痛。
- □ 眩晕耳鸣。
- □ 血压波动。

● 病因分析

更年期综合征是由性激素水平波动或下降而引起的一系列症状。更年期妇女，由于卵巢功能减退，垂体功能亢进，分泌过多的性腺激素，引起自主神经功能紊乱，从而出现一系列程度不同的症状。

● 看手知健康

1. 1线、2线和3线这三大主线有6线穿过，6线浅淡细长，提示患者情绪不稳定，烦躁不安，失眠多梦。

2. 3线末端有一个大岛纹，为头痛腰腿痛信号。

专家支招

问：更年期妇女怎样提高睡眠质量呢？

答：一忌临睡前进食，睡前吃东西，不仅影响消化器官休息，也使大脑皮层相应功能区兴奋，容易产生噩梦；二忌睡前用脑或说话，否则大脑兴奋就会难以入睡，时间长了便会导致失眠；三忌仰面而睡，正确姿势是右侧卧，仰卧时骨骼、肌肉处于紧张状态，对消除疲劳不利；四忌对灯而睡，灯光会使人体温、心跳、血压变得不协调，从而使人感到心神不安，容易惊醒。

对症手诊手疗

看手诊病

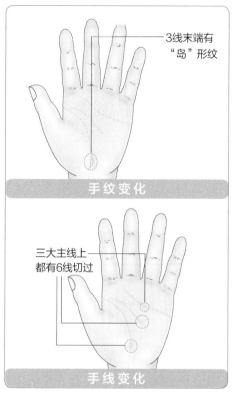

3线末端有"岛"形纹

手纹变化

三大主线上都有6线切过

手线变化

手疗治病

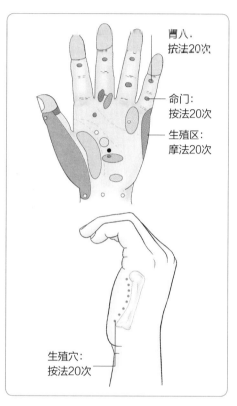

胃八:抚法20次

命门:按法20次

生殖区:摩法20次

生殖穴:按法20次

	手疗部位	步骤	选穴	方法
手疗流程	手心	第一步	肾穴	按法20次
		第二步	命门	按法20次
		第三步	生殖区	摩法20次
	手侧	第四步	生殖穴	按法20次

● 对症食疗

　　莲子百合粥：莲子、百合、粳米各30克同煮粥，每日早晚各服1次。适用于绝经前后伴有心悸不寐、怔忡健忘、肢体乏力、皮肤粗糙者。

　　甘麦饮：小麦30克，红枣10颗，甘草10克，水煎。每日早晚各服1次。适用于绝经前后伴有潮热出汗、烦躁心悸、忧郁易怒、面色无华者。

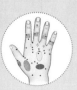

本章看点

- 尿路感染

  尿路感染通常是指泌尿系统受细菌的直接侵犯而引起的炎症性病变

- 前列腺炎

  前列腺炎是指前列腺特异性和非特异感染所致的急慢性炎症

- 颈椎病

  颈椎病是一种以退行性病理改变为基础的疾病

- 肩周炎

  肩周炎全称为肩关节周围炎，好发于 50 岁左右的人

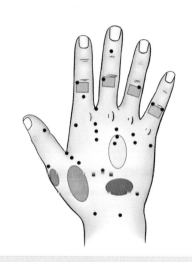

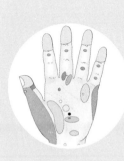

第十五章
泌尿生殖系统及运动系统疾病的手疗法

泌尿生殖系统对维持人体正常生理功能有着非常重要的作用。泌尿生殖系统由于受到病菌、病毒、微生物等病原体的感染或侵害所引发的一系列疾病，统称为泌尿生殖系统疾病。运动系统疾病是发生于骨、关节、肌肉、韧带等部位的疾病，可表现为局部疾病，也可表现为全身性疾病。本章主要介绍泌尿生殖系统疾病及运动系统疾病的手诊手疗知识。

67 尿路感染

尿路感染通常是指泌尿系统受细菌的直接侵犯而引起的炎症性病变。此病以大肠杆菌侵犯而感染最为常见，也有副大肠杆菌、变形杆菌、葡萄球菌等引起的感染。

● 症状反应

- ☐ 寒战、畏寒、发热。
- ☐ 全身不适、头痛、乏力。
- ☐ 食欲减退、恶心、呕吐。
- ☐ 腰痛、肾区不适。
- ☐ 尿频、尿急、尿痛，膀胱区疼痛。

● 病因分析

尿路感染是由细菌（极少数可由真菌、原虫、病毒）直接侵袭所引起的。

● 看手知健康

1. 小鱼际颜色发青。膀胱一区出现片状红晕或呈白色，肾区颜色发青或有青筋浮现，表明易患膀胱、泌尿系统疾病。

2. 手心温度突然升高，坤位青筋浮起，提示有急性肾盂肾炎并有全身症状。

3. 1线呈链状，2线末端出现羽毛样干扰纹，提示尿路感染。

专家支招

问：我们假期去旅游度蜜月，怎么回来就得了急性尿路感染了？

答：由于旅游中上厕所不方便，许多旅游者怕上厕所就尽量少喝水，有尿意时也忍着，结果旅游还没结束，就出现尿频、尿急、尿痛等急性尿路感染的症状；新婚夫妇出游回来，出现尿频、尿急、尿痛、腰部酸痛、疲乏、食欲不振、体温升高等症状，原因可能是性交过频，没有及时补充水分，每次性交后没有马上排尿，甚至旅行中长时间憋尿，这种发生在新婚期间的尿路感染也被称为"蜜月病"。

对症手诊手疗

看手诊病

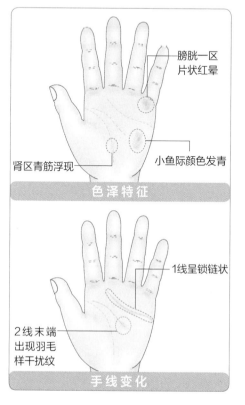

膀胱一区
片状红晕

小鱼际颜色发青

肾区青筋浮现

色泽特征

1线呈锁链状

2线末端
出现羽毛
样干扰纹

手线变化

手疗治病

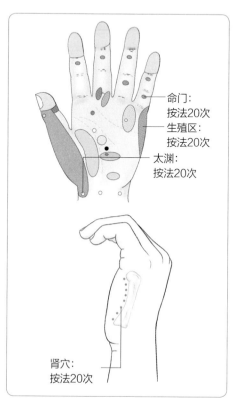

命门:
按法20次

生殖区:
按法20次

太渊:
按法20次

肾穴:
按法20次

手疗流程	手疗部位	步骤	选穴	方法
	手侧	第一步	肾穴	按法20次
		第二步	命门	按法20次
	手心	第三步	生殖区	按法20次
		第四步	太渊	按法20次

● 对症食疗

玉米须车前饮:玉米须50克,车前子15克,甘草9克。用纱布包好车前子,与玉米须、甘草一起放入沙锅内,加适量清水煎30分钟即可,此为一日剂量,分3次服用。需注意的是孕妇忌服。

绿豆粥:绿豆50克,粳米50克,白糖适量。锅内加适量清水,先把绿豆下锅煮15分钟,再放入粳米继续熬煮到烂,加入白糖即可食用。此为1日剂量,分早晚两次服完。炎夏可放到冰箱内冷饮频食,当日喝完。

(68) 前列腺炎

前列腺炎是指前列腺特异性和非特异感染所致的急慢性炎症，从而引起的全身或局部症状。前列腺炎可分为非特异性细菌性前列腺炎、特发性细菌性前列腺炎、特异性前列腺炎、非特异性肉芽肿性前列腺炎、其他病原体引起的前列腺炎、前列腺充血和前列腺痛。

● 症状反应

☐ 尿急。   ☐ 尿频。

☐ 尿时会阴部疼痛。   ☐ 余尿不尽。

☐ 尿白浊，有炎性分泌物从尿道排出。   ☐ 神疲乏力。

☐ 腰膝怕冷。   ☐ 并发急性膀胱炎。

● 病因分析

1. 性生活不正常、长时间骑自行车、骑马或久坐，前列腺按摩过重或过于频繁造成前列腺充血均可能引发前列腺炎。

2. 尿液刺激、淋球菌，非淋球菌等病原微生物感染等原因也可能导致前列腺炎。

● 看手知健康

1. 前列腺一区出现片状红斑，且前列腺二区出现大量的竖纹，提示患有慢性前列腺炎，膀胱炎的掌纹特征与其相似，只是纹理略高一些。

2. 前列腺一区会出现岛形纹，并在前列腺二区出现零乱竖纹，提示患有前列腺增生。

专家支招

问：有什么方法可以自测是否得了前列腺炎？

答：①排尿后感到未完全排空；②在2个小时内不得不再次排尿；③排尿时多次终止又重新开始；④难以延迟排尿时间；⑤尿流无力；⑥必须通过按压或扯紧的方式来排尿；⑦夜间惊醒。上述情况"从不""少于1/5""少于一半""大约一半""超过一半""几乎总是"依次是"0"到"5"分，最后得分0~7分为轻度症状；8~19分为中度症状；20~35分为重度症状。

对症手诊手疗

看手诊病

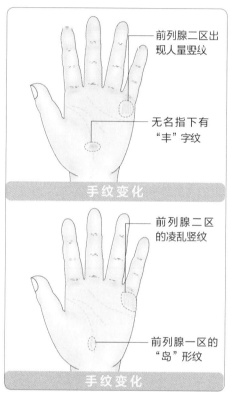

前列腺二区出现大量竖纹

无名指下有"丰"字纹

手纹变化

前列腺二区的凌乱竖纹

前列腺一区的"岛"形纹

手纹变化

手疗治病

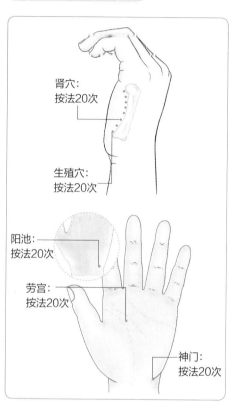

肾穴：按法20次

生殖穴：按法20次

阳池：按法20次

劳宫：按法20次

神门：按法20次

	手疗部位	步骤	选穴	方法
手疗流程	手侧	第一步	肾穴	按法20次
		第二步	生殖穴	按法20次
	手心	第三步	劳宫	按法20次
	手背	第四步	阳池	按法20次
	手心	第五步	神门	按法20次

● 对症食疗

冬瓜海带薏苡仁汤：鲜冬瓜（连皮）250克，薏苡仁50克，海带100克。冬瓜切成粗块，海带切成细片状。同放进沙锅内，加适量清水煮汤食用。

公英银花粥：蒲公英60克，金银花30克，大米100克，白糖适量。将蒲公英、金银花同放进沙锅内，加适量清水煎汁，去渣取汁，加入大米煮成稀粥。粥成后加入白糖调味即可食用。每天2次。

69 颈椎病

颈椎病又称颈椎综合征，是一种以退行性病理改变为基础的疾病，是颈椎骨关节炎、增生性颈椎炎、颈神经根综合征、颈椎间盘脱出症的总称。

● 症状反应

□ 头、颈、肩、背、手臂酸痛。　　　　□ 胸部紧束。

□ 头晕、恶心呕吐。　　　　　　　　　□ 面部发热。

□ 出汗异常。　　　　　　　　　　　　□ 肩背部有沉重感。

□ 上肢无力。　　　　　　　　　　　　□ 手指发麻。

□ 步态不稳，双脚麻木。　　　　　　　□ 二眼发胀。

□ 脖子僵硬，活动受限。

● 病因分析

颈椎病通常是神经根受到刺激和压迫而引发的疾病。长期低头工作，姿势不当或者急速冲撞所造成的颈部伤害等急、慢性损伤，颈椎退化改变、颈部外伤和慢性酸痛，是引起颈椎病的主要因素。

● 看手知健康

1. 左手颈椎区有十字纹。

2. 命运线上有菱形纹。

3. 手背颈椎区有暗褐色或咖啡色斑点。

专家支招

问：本人最近总是感觉左手发麻，早上还会恶心干呕。请问这是脊椎病吗？有什么自我治疗的方法吗？

答：是颈椎病，手麻是颈部第六、七颈椎压迫神经引起的。建议平时做一些简单的运动。①颈部运动：头向前倾十次，向后仰十次，向左倾十次，向右倾十次。然后缓慢摇头，左转十次，右转十次。②摇动上肢：左臂摇动二十次，再右臂摇动二十次。③抓空练指：两臂平伸，双手五指作屈伸运动，可作五十次。④局部按摩：可于颈部、大椎穴、风池穴附近寻找压痛点、硬结点或肌肉绷紧处，在这些反应点上进行揉按、推掐。⑤提揉两耳：用手提拉双耳，然后搓揉，待耳发热为止。

图解手足对症按摩一学就会

对症手诊手疗

看手诊病

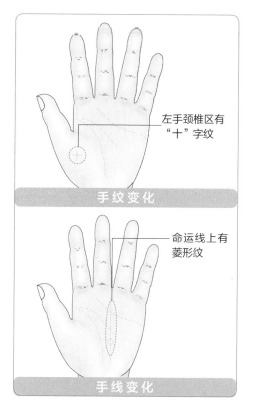

左手颈椎区有"十"字纹

手纹变化

命运线上有菱形纹

手线变化

手疗治病

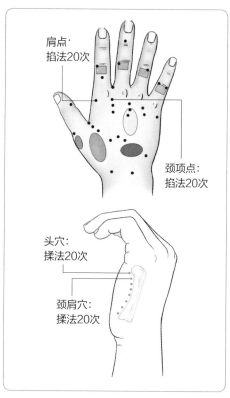

肩点：掐法20次

颈项点：掐法20次

头穴：揉法20次

颈肩穴：揉法20次

手疗流程	手疗部位	步骤	选穴	方法
	手背	第一步	颈项点	掐法20次
		第二步	肩点	掐法20次
	手侧	第三步	头穴	揉法20次
		第四步	颈肩穴	揉法20次

●对症食疗

薏苡仁赤豆汤：薏苡仁50克，赤小豆50克，山药15克，梨（去皮）200克，冰糖适量。将原料洗净，加适量水，大火煮沸后小火煎，加适量冰糖即可食用。

木瓜陈皮粥：木瓜、陈皮、丝瓜络、川贝母各10克，粳米50克，冰糖适量。将所有原料洗净，先煎木瓜、陈皮、丝瓜络，去渣取汁后，加入切碎的川贝母，用适量冰糖调味即可食用。

(70) 肩周炎

肩周炎，又称漏肩风、冻结肩，全称为肩关节周围炎，好发于50岁左右的人，故又称"五十肩"。因患病以后，肩关节不能运动，仿佛被冻结或凝固，故称"冻结肩""肩凝症"。

● 症状反应

- ☐ 肩部疼痛。
- ☐ 肩关节活动受限。
- ☐ 肌肉痉挛与萎缩。
- ☐ 严重时患肢不能梳头、洗面和扣腰带。
- ☐ 怕冷。
- ☐ 肩关节周围有压痛。

● 病因分析

肩部因素：长期过度活动，姿势不良等导致的慢性致伤因素；上肢外伤后，肩部固定过久，肩周组织继发萎缩、粘连；肩部急性挫伤、牵拉伤后治疗不当等。

肩外因素：颈椎病，脏腑疾病发生的肩部牵涉痛，原发病迁延不愈使肩部肌持续性痉挛、缺血，逐渐转变为真正的肩周炎。

● 看手知健康

1. 2线中央处，有2~3条竖立的6线切过。
2. 手背肩点周围有暗褐色斑点。

专家支招

问：表姐在旅游时露营，回来肩部就出现了不适，会得肩周炎吗？

答：有可能。尤其是夏天，出汗过多，肩部外露情况下，在风扇下或阴凉通风处吹风过久，很容易导致肩周炎。因此要避免在温暖或炎热的季节持续性过久地吹风。此外，经常伏案、双肩经常处于外展工作的人，应注意调整姿势，避免长期的不良姿势造成慢性劳损和积累性损伤。

图解手足对症按摩一学就会

对症手诊手疗

看手诊病

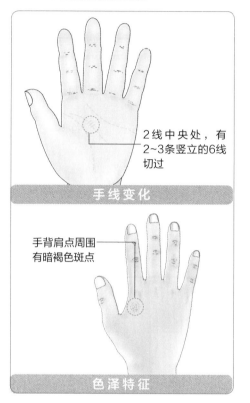

2线中央处，有2~3条竖立的6线切过

手线变化

手背肩点周围有暗褐色斑点

色泽特征

手疗治病

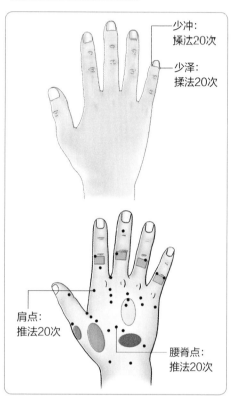

少冲：揉法20次

少泽：揉法20次

肩点：推法20次

腰脊点：推法20次

手疗流程	手疗部位	步骤	选穴	方法
	手背	第一步	少泽	揉法20次
		第二步	少冲	揉法20次
		第三步	肩点	推法20次
		第四步	腰脊点	推法20次

● 对症食疗

　　川乌薏苡仁粥：川乌粉末12克，薏苡仁30克，姜汁5毫升，蜂蜜10克。将材料放入锅中加水，先用大火煮沸，再用小火慢慢熬煮，成稀粥后加入姜汁、蜂蜜，搅匀后即成，空腹温热服下，每日1剂。

　　莲党杞子粥：粳米50克，党参50克，莲子50克，枸杞子15克，冰糖适量。用温水浸泡莲子，剥皮；全部原料放锅中，加水用大火烧沸，再用小火煮熟，加入冰糖调味，冰糖融化后即可食用。

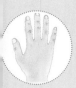

本章看点

● 银屑病

银屑病又称牛皮癣，以皮肤出现红斑及伴有闪光的银白色脱屑为主要症状

● 湿疹

湿疹是最常见的一种急性或慢性的炎性皮肤病

● 青光眼

青光眼的表现为眼内压增高、角膜周围充血、瞳孔散大、视力减退等

······

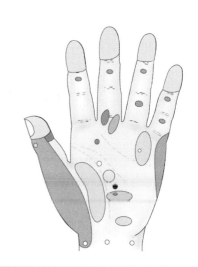

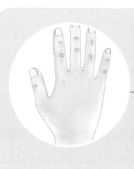

第十六章
皮肤科及五官科疾病的手疗法

　　在医学上，皮肤病是有关皮肤的疾病，是严重影响人们健康的常见病、多发病之一，如麻风、疥疮、真菌病、皮肤细菌感染等。五官科疾病已经严重地影响到了我们日常的正常生活，对人体有很大的伤害。如鼻炎，危害极大，当影响鼻腔的生理功能时，会引发血氧浓度降低，影响其他组织和器官的功能与代谢。本章介绍的是皮肤科和五官科疾病的手诊手疗知识。

(71) 银屑病

银屑病又称牛皮癣，中医又名"白疕"，是一种以皮肤出现红斑及伴有闪光的银白色脱屑为主要症状的皮肤病。这种疾病很常见，而且易于复发，目前没有一种可以彻底根治此病的方法。按照临床表现，此病可以分为寻常型、红皮型等，其中以寻常型最为常见。

● 症状反应

☐ 皮肤上出现红色的丘疹。

☐ 融合成斑片或斑块。

☐ 斑块表面有较厚的、形状不规则的银白色磷屑。

☐ 刮掉皮屑可看到薄薄的一层红膜。

☐ 刮除红膜可看到小小的出血点。

● 病因分析

1. 有银屑病家族史的人患银屑病的概率更大。

2. 在临床上有急性扁桃体炎、中耳炎、感冒等感染史的人也较容易得银屑病。

3. 精神紧张、思想焦虑、情绪抑郁、恐慌惊吓等情绪因素都会诱发银屑病。

4. 其他因素，如季节、气候、外伤、染发、暴饮暴食、吸烟、酗酒等也可能成为银屑病的诱因。

● 看手知健康

1. 1线下移，2线上移，两线形成狭窄的明堂。

2. 4线细小而弯曲。

专家支招

问：银屑病能预防吗？

答：首先要保持乐观的情绪，树立战胜疾病的信心，保持平和、安详的心境；其次要进行适当的休息及运动，增强抵抗力；再次要养成良好的饮食习惯，尽量不饮酒，不吸烟，不吃辛辣刺激食物以及羊肉、海鲜等腥膻之品；此外，对于感染伤口及炎症，尤其是扁桃体化脓肿大等病患要清除病灶；最后，可内服叶酸、维生素A、维生素C、维生素B_{12}等药物。

对症手诊手疗

看手诊病

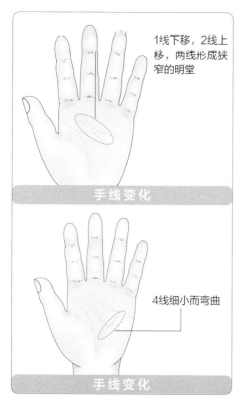

1线下移，2线上移，两线形成狭窄的明堂

手线变化

4线细小而弯曲

手线变化

手疗治病

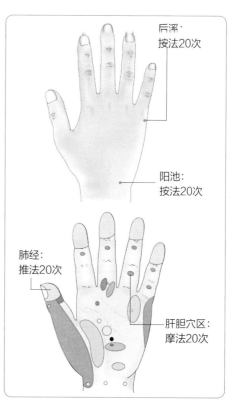

后溪：
按法20次

阳池：
按法20次

肺经：
推法20次

肝胆穴区：
摩法20次

手疗流程	手疗部位	步骤	选穴	方法
	手背	第一步	阳池	按法20次
		第二步	后溪	按法20次
	手心	第三步	肺经	摩法20次
		第四步	肝胆穴区	摩法20次

● 对症食疗

车前子薏苡仁粥：车前子15克，蚕砂9克，薏苡仁30克，白糖5克。将车前子和蚕砂分别装入棉布袋内，扎紧袋口放入锅内，加水烧开半小时。取出布袋，加入薏苡仁煮粥，快熟时用白糖调匀即可食用。每天进食1次，10天为1个疗程。此粥能清热解毒、活血通络、祛风利湿。

(72) 湿疹

湿疹是最常见的一种急性或慢性的炎性皮肤病，主要表现为剧烈瘙痒、皮损多形性、对称分布、有渗出倾向、慢性病程、易反复发作等，任何年龄、任何部位都可能发生。湿疹的病因尚不十分清楚，一般认为与过敏或神经功能障碍等多种内外因素有关。

● 症状反应

- □ 阵发巨痒性。
- □ 洗澡、饮酒、被窝过暖及精神紧张后瘙痒严重。
- □ 急性损害多形性。
- □ 慢性湿疹边缘较清楚，皮肤有显著浸润和变厚。

● 病因分析

外因主要包括染料、药物、油漆、肥皂、洗衣粉、化妆品等各种化学物质的刺激，以及日光、紫外线、寒冷、炎热、干燥、潮湿、动物皮毛、羽绒、玻璃丝等物质的物理刺激。胃肠功能紊乱、肠寄生虫病、精神紧张、慢性酒精中毒、新陈代谢障碍、内分泌功能失调等慢性疾病，或者精神变化、失眠、疲劳等情绪因素都可引起湿疹。

● 看手知健康

1. 9线出现点断性连续，提示具有过敏性体质。
2. 两条9线重叠在一起，形成两层，或者一条9线，但很粗壮。

专家支招

问：中医对湿疹有没有外用药啊？

答：(1)有出水者，可用野菊花煎水作湿敷。

(2)微有出水者，可用青黛散加油调后外搽。

(3)丘疹、小水疱者，可用青黛散、黄柏粉、碧玉散（六一散加青黛）干扑。

(4)皮肤浸润肥厚者，可用青黛膏、疯油膏或湿疹膏（枯矾20克，熟石膏20克，雄黄7克，冰片1克，将药研碎过筛加凡士林200克调匀即成）外擦。

图解手足对症按摩一学就会

对症手诊手疗

看手诊病

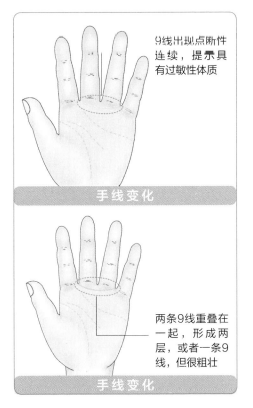

9线出现点断性连续，提示具有过敏性体质

手线变化

两条9线重叠在一起，形成两层，或者一条9线，但很粗壮

手线变化

手疗治病

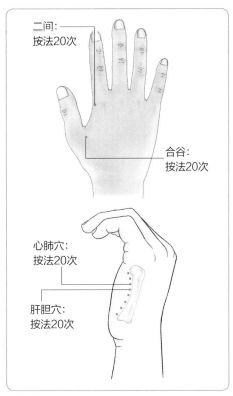

二间：
按法20次

合谷：
按法20次

心肺穴：
按法20次

肝胆穴：
按法20次

手疗流程	手疗部位	步骤	选穴	方法
	手背	第一步	合谷	按法20次
		第二步	二间	按法20次
	手侧	第三步	肝胆穴	按法20次
		第四步	心肺穴	按法20次

● 对症食疗

　　茅根薏苡仁粥：鲜茅根30克，薏苡仁300克。茅根煮20分钟，去渣取汁，放入薏苡仁煮成粥。可佐餐食用。

　　薏苡仁绿豆粥：绿豆50克，薏苡仁50克。绿豆和薏苡仁放入锅中，加水煮粥。可佐餐食用，具有清热利湿的功效。

(73) 青光眼

因青光眼患者瞳孔多少带有青绿色，故有此名。青光眼是一种以眼内压增高且伴有角膜周围充血，瞳孔散大、视力急剧减退、头痛、恶心呕吐等为主要表现的眼痛。

● 症状反应

- ☐ 视物发糊。
- ☐ 眼痛。
- ☐ 恶心呕吐。
- ☐ 眼部酸胀。
- ☐ 看灯光周围有彩色圈。
- ☐ 角膜混浊。
- ☐ 头痛。
- ☐ 眼压逐渐升高。
- ☐ 瞳孔扩大。

● 病因分析

原发性青光眼患者一般存在眼球小、眼轴短、远视、前房浅等解剖因素。如果再加上情绪波动、过久地在光线较暗的地方停留、低头阅读时间过长等，就可能诱发青光眼。继发性青光眼多由于外伤、炎症、出血、肿瘤等，破坏了房角的结构，使房水排出受阻而导致眼压升高而引起。

● 看手知健康

1. 1线无名指下方出现岛形纹。
2. 2线过于短浅。
3. 3线中央出现圆形纹。

专家支招

问：患青光眼之前，有什么先兆吗？

答：可以通过以下方面来预测一下。①虹视症：看灯光时如果看到五颜六色的光环，就像雨后彩虹；②雾视症：视物模糊，好像在雾中看外界景物一样；③眼胀痛：通常和雾视症同时发生，也有单独出现的；④偏头痛：一些慢性青光眼患者常常有偏头痛症状，也有全头痛的，这时要找眼科医生检查。

对症手诊手疗

看手诊病

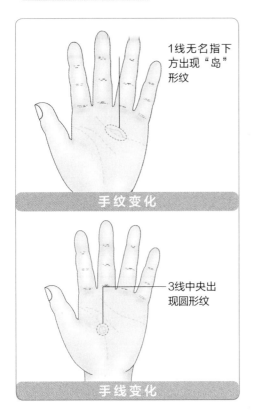

1线无名指下方出现"岛"形纹

手纹变化

3线中央出现圆形纹

手线变化

手疗治病

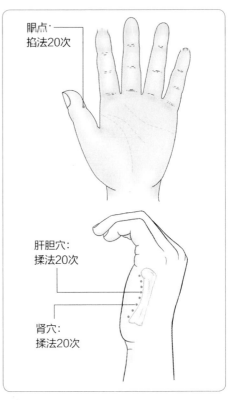

眼点：掐法20次

肝胆穴：揉法20次

肾穴：揉法20次

	手疗部位	步骤	选穴	方法
手疗流程	手心	第一步	眼点	掐法20次
	手侧	第二步	肝胆穴	揉法20次
		第三步	肾穴	揉法20次

● 对症食疗

桂圆红枣汤： 桂圆肉20克，红枣20颗。将桂圆肉、红枣同煮成汤。每日1剂。

豆糕： 扁豆35克，豌豆35克，米粉250克。把扁豆、豌豆磨成粉，放入米粉，做成一定形状，蒸为豆糕，分次食用。

(74) 咽喉炎

咽喉炎是由细菌引起的一种疾病，属耳鼻喉科的常见疾病。可分为急性咽喉炎和慢性咽喉炎两种，咽部黏膜和淋巴组织的炎性病变为慢性咽炎。

● 症状反应

☐ 流涎。　　　　　　　　　　☐ 咽部触压敏感。

☐ 咽腔潮红肿胀。　　　　　　☐ 咽痛。

☐ 咽痒。　　　　　　　　　　☐ 吞咽困难。

☐ 发热。　　　　　　　　　　☐ 声音嘶哑。

☐ 声粗。　　　　　　　　　　☐ 失音。

☐ 似常有痰而又不易咳出。

● 病因分析

咽喉炎常由受凉、劳累等诱发，因细菌、病毒侵犯咽喉部的黏膜而引起。长期吸烟、饮酒、食用辛辣刺激、油煎炸类食物容易引起咽喉炎。鼻炎、支气管炎、鼻窦炎、牙龈炎等疾病治疗不力都可能造成慢性咽喉炎。贫血、便秘、下呼吸道慢性炎症、心血管疾病等也可继发本病。

● 看手知健康

1. 离位有一条与1线平行的6线，颜色多偏红。

2. 离位的6线上有"米"字纹、"十"字纹或"井"字纹。咽喉区有"井"字纹、凸起的黄色斑点或青暗色斑。

专家支招

问：姐姐得了咽喉炎，但是要给宝宝喂奶，这种情况宝宝会被传染吗？

答：咽喉炎不属于传染病，不会影响宝宝，但是最好不要过分亲近宝宝，因为得了咽喉炎会有口气。

对症手诊手疗

看手诊病

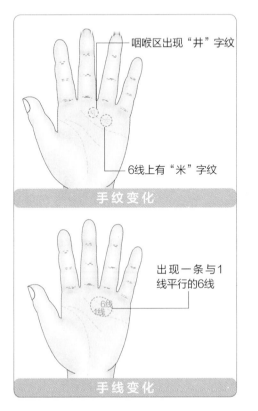

咽喉区出现"井"字纹

6线上有"米"字纹

手纹变化

出现一条与1线平行的6线

6线
1线

手线变化

手疗治病

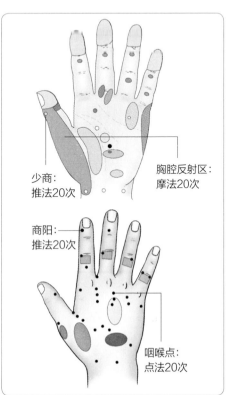

少商：
推法20次

胸腔反射区：
摩法20次

商阳：
推法20次

咽喉点：
点法20次

手疗流程	手疗部位	步骤	选穴	方法
	手心	第一步	少商	推法20次
		第二步	胸腔反射区	摩法20次
	手背	第三步	商阳	推法20次
		第四步	咽喉点	点法20次

● 对症食疗

海带汤：海带300克，白糖适量。将海带洗净，切丝，用沸水烫一下捞出，加适量白糖腌3日，可佐餐食用。

橄榄茶：橄榄2颗，绿茶1克。先将橄榄连核切成两半，与绿茶一起放入杯中，冲入开水，加盖闷5分钟后饮用。

第十六章 皮肤科及五官科疾病的手疗法

229

本章看点

- **支气管炎**
  支气管炎的特点是支气管腺体增生、黏液分泌增多
- **哮喘**
  哮喘是由支气管痉挛所引起的常见的呼吸道疾病
- **肺炎球菌性肺炎**
  肺炎球菌性肺炎是肺炎链球菌引起的急性肺泡性炎症
- **流行性感冒**
  流行性感冒是流感病毒引起的急性呼吸道感染

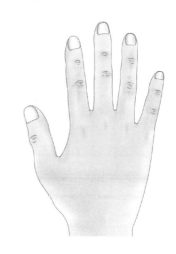

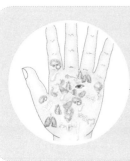

第十七章
呼吸系统疾病的手疗法

　　呼吸系统疾病是一种常见病、多发病，主要病变在气管、支气管、肺部及胸腔，病变轻者多咳嗽、胸痛、呼吸受影响，重者呼吸困难、缺氧，甚至呼吸衰竭而致死。呼吸系统在人体的各种系统中与外环境接触最频繁，接触面积大。本章节主要教你如何判断呼吸系统疾病的手诊知识及自我治愈和缓解病情的手疗法。

(75) 支气管炎

慢性支气管炎是由于感染或非感染因素引起气管、支气管黏膜及其周围组织的慢性非特异性炎症,其特点是支气管腺体增生、黏液分泌增多。化学气体如氯、氧化氮、二氧化硫等烟雾刺激支气管黏膜,使肺清除功能遭受损害,导致慢性支气管炎;吸烟和呼吸道感染为慢性支气管炎主要的发病因素;过敏因素与慢性支气管炎的发病有一定关系。

● 症状反应

- □ 发作咳嗽。
- □ 咳痰不停,冬秋加剧。
- □ 气急不能平卧。
- □ 并发肺气肿。

- □ 咯痰。
- □ 哮喘样发作。
- □ 伴有喘息。
- □ 呼吸困难。

● 病因分析

慢性支气管炎是由感染或理化因素等引起的气管、支气管黏膜及其周围组织的慢性炎症,机体免疫力低下及自主神经功能失调对慢性支气管炎的形成及发展亦起重要作用。急性支气管炎是由病毒和细菌感染,或因物理、化学因素的刺激而引起的急性炎症。慢性支气管炎也是由病毒、细菌感染或是由物理、化学因素刺激所引起的。

● 看手知健康

1. 患者指甲色暗,甲面上出现纵沟,提示气管开始有炎症侵入。

2. 1线紊乱,出现羽毛状细纹,小鱼际兑位可见纵纹,提示呼吸系统功能低下,不能抵御外邪,易患感冒。

专家支招

问:我爷爷卧病在床,有慢性支气管炎,总有痰,排痰时要注意什么吗?

答:在家庭中一般可以用翻身、叩背法,不能起床的患者也应由家属经常为之翻身、叩背,因为这些活动能够产生体位改变和肺部震动,利于痰液排出。叩背时家属将五指并拢,掌心屈曲,要顺气管走向,从下往上、由两侧向中间轻叩患者背部,同时鼓励患者咳嗽,顺利地将痰液排出。

图解手足对症按摩一学就会

对症手诊手疗

看手诊病

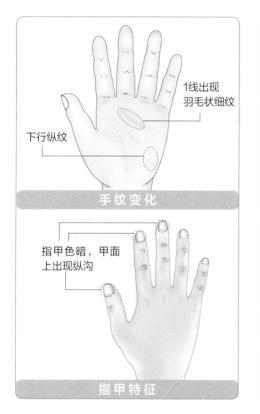

1线出现羽毛状细纹

下行纵纹

手纹变化

指甲色暗，甲面上出现纵沟

指甲特征

手疗治病

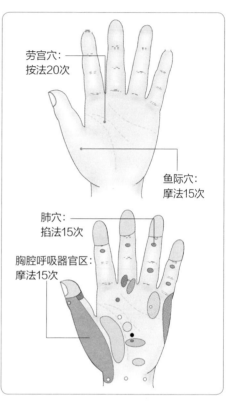

劳宫穴：按法20次

鱼际穴：摩法15次

肺穴：掐法15次

胸腔呼吸器官区：摩法15次

手疗流程	手疗部位	步骤	选穴	方法
	手心	第一步	劳宫穴	按法20次
		第二步	鱼际穴	摩法15次
		第三步	肺穴	掐法15次
		第四步	胸腔呼吸器官区	摩法15次

● 对症食疗

　　无花果糖水：无花果30克，枸杞子少许，冰糖适量。将无花果、枸杞子洗净。无花果与枸杞子加水一起放入砂煲内，再加入冰糖煮沸即可。

　　川贝雪梨饮：川贝10克，雪梨1个，冰糖适量。将川贝冲洗净；雪梨去皮、核，切成块。川贝、雪梨下入锅中，加适量的水和冰糖，煮开后再煲10分钟即可。

76 哮喘

哮喘，是由支气管痉挛所引起的，是一种很常见的呼吸道疾病。临床表现为反复发作的喘息、气促、胸闷或咳嗽等症状，呼气性呼吸困难反复发作，发作时不能平卧，并会咳出白色泡沫痰。多在夜间或凌晨发病。

● 症状反应

☐ 干咳。　　　　　　　☐ 流涕。

☐ 胸闷。　　　　　　　☐ 咳嗽。

☐ 发作时不能平卧。　　☐ 呼吸困难。

☐ 白色泡沫痰。

● 病因分析

遗传因素是哮喘的一个重要病因。环境因素在哮喘发病中也起到重要的促发作用。相关的诱发因素较多，包括吸入性抗原，如尘螨、花粉、真菌、动物毛屑等，各种非特异性吸入物，如二氧化硫、油漆、氨气等；感染因素，如病毒、细菌、支原体或衣原体等引起的呼吸系统感染；食物性抗原如鱼、虾蟹等。

● 看手知健康

1. 1线、2线变浅。有9线或10线出现，平时会出现干咳和流涕。

2. 1线尾端纹线深重杂乱、色暗，无名指下有"丰"字纹，病情加重会出现呼吸困难、胸闷等症状。

<figure>

专家支招

问：喷雾剂要怎么用才算正确呢？

答：使用时先深吸一口气，将气呼出后，再将雾化器的接口端放入口内，按下压力阀将药雾喷入口中，缓缓深吸气，一边吸气，一边雾化，根据病情需要喷1至数次。喷完药物后，深吸一口气使药物到达气道，然后屏住呼吸5～10秒，让药物沿气管、支气管进入下呼吸道远端再恢复呼吸，最后用水反复漱口，吐出。

</figure>

图解手足对症按摩一学就会

对症手诊手疗

看手诊病

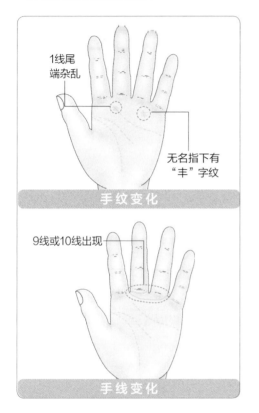

1线尾端杂乱

无名指下有"丰"字纹

手纹变化

9线或10线出现

手线变化

手疗治病

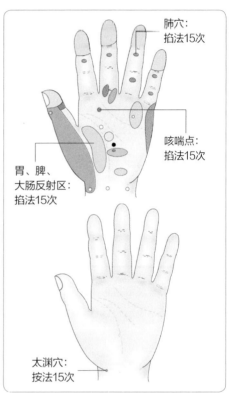

肺穴:掐法15次

咳喘点:掐法15次

胃、脾、大肠反射区:掐法15次

太渊穴:按法15次

手疗流程	手疗部位	步骤	选穴	方法
	手心	第一步	肺穴	掐法15次
		第二步	胃、脾、大肠反射区	掐法15次
		第三步	咳喘点	掐法15次
		第四步	太渊穴	按法15次

● 对症食疗

肉丝炒菠菜：猪瘦肉150克，菠菜300克，小虾15克，食用油50毫升，酱油、醋、味精、香油各适量。将菠菜用开水泡透后捞出，入冷开水中过凉。猪瘦肉切丝；小虾用温水泡发；锅内放入食用油烧热，下入肉丝、菠菜、小虾煸炒，再加少许酱油、醋、味精、香油拌匀即可。

77 肺炎球菌性肺炎

肺炎球菌性肺炎是肺炎链球菌引起的急性肺泡性炎症。临床上以突发寒战、高热、胸痛、咳嗽为其特点，以20～40岁的青壮年患病较多，冬春季发病率较高。

● 症状反应

- ☐ 起病多急骤。
- ☐ 寒战。
- ☐ 胃纳锐减。
- ☐ 腹痛或腹泻。
- ☐ 体温通常在数小时内升至39～40℃。
- ☐ 患侧胸痛，咳嗽或深呼吸时加剧。

- ☐ 高热。
- ☐ 全身肌肉酸痛。
- ☐ 恶心。
- ☐ 痰少，可带血或呈铁锈色。

● 病因分析

机体免疫功能正常时，肺炎链球菌是寄居在口腔及鼻咽部的一种正常菌群，其带菌率常随年龄、季节及免疫状态的变化而有差异。当患者受凉、淋雨、疲劳、醉酒、病毒感染等导致机体免疫功能受损时，有毒力的肺炎链球菌入侵人体则会致病。

● 看手知健康

1. 3线起始处靠近大拇指下有干扰线切过，提示肺炎信号。

2. 无名指与中指的交界处有一"井"字纹，3线中央部位有狭长岛纹，提示这种肺炎是一种急性肺泡性炎症。

专家支招

问：肺炎球菌性肺炎是怎样引起的？

答：肺炎链球菌存在于正常人的上呼吸道，当机体抵抗力降低时，细菌侵入下呼吸道，在肺泡内繁殖。肺炎链球菌不产生毒素，不引起组织坏死或形成空洞，只引起炎症，可为肺段或整个肺叶的炎症性实变，上呼吸道感染、受凉、淋雨、醉酒、过度疲劳常为诱因。

图解手足对症按摩一学就会

对症手诊手疗

看手诊病

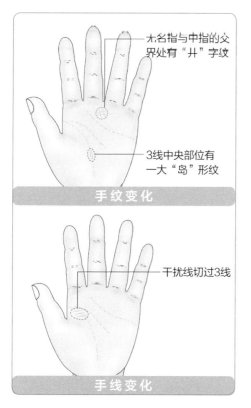

无名指与中指的交界处有"井"字纹

3线中央部位有一大"岛"形纹

手纹变化

干扰线切过3线

手线变化

手疗治病

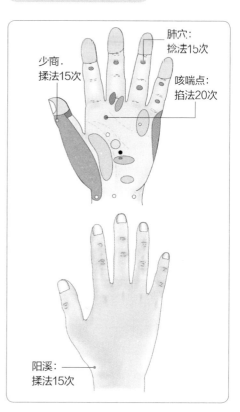

少商.
揉法15次

肺穴:
捻法15次

咳喘点:
掐法20次

阳溪:
揉法15次

	手疗部位	步骤	选穴	方法
手疗流程	手心	第一步	肺穴	捻法15次
		第二步	咳喘点	掐法20次
		第三步	少商	揉法15次
	手背	第四步	阳溪	揉法15次

● 对症食疗

　　土茯苓煲瘦肉：猪瘦肉450克，山药30克，土茯苓20克，食盐适量。猪瘦肉滚烫后切成小块。全部材料入沙锅，加1000毫升水，煮开后再用小火煲3个小时，加食盐调味起锅。

(78) 流行性感冒

　　流行性感冒是流感病毒引起的急性呼吸道感染，也是一种传染性强、传播速度快的疾病。其主要通过空气中的飞沫、人与人之间的接触或与被污染物品的接触传播。

● 症状反应

　　□　干咳。

　　□　流鼻涕。

　　□　呼吸困难。

　　□　胸闷或咳嗽。

● 病因分析

　　流行性感冒是由流感病毒引起的急性呼吸道传染病，流行病毒有甲、乙、丙三型。中医认为感冒发生的主要原因是体虚、抗病能力减弱等，再加上气候剧变，人体内外功能不能适应外界环境变化，邪气乘虚由皮毛、口鼻而入，导致感冒。

● 看手知健康

　　1. 手掌笼罩着一层暗灰色，各处青筋浮现，光泽度差，鼻区发青，气管部位有微凸，色白或灰暗。肺区暗淡或青筋凸起。

　　2. 震位表层青暗，青筋浮起，触之不平。

　　3. 3线靠近掌心处有众多胚芽毛状纹，提示此种人怕冷，容易感冒。

专家支招

　　问：每年秋冬交替之际，感冒或流感就会流行，有什么方便可行的预防方法吗？

　　答：每晚用较热的水泡脚15分钟，水量没过脚面，泡至双脚发红，可预防感冒。感冒初起时，用电吹风对着太阳穴吹3~5分钟热风，每日数次，可减轻症状。此外，勤洗手、经常开窗、不与患者有身体接触、适当休息、多喝水、保持生活规律等都有助于预防流感。

图解手足对症按摩一学就会

对症手诊手疗

看手诊病

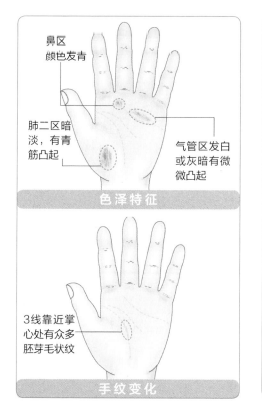

鼻区颜色发青

肺二区暗淡，有青筋凸起

气管区发白或灰暗有微微凸起

色泽特征

3线靠近掌心处有众多胚芽毛状纹

手纹变化

手疗治病

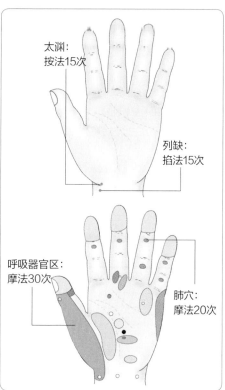

太渊：按法15次

列缺：掐法15次

呼吸器官区：摩法30次

肺穴：摩法20次

手疗流程	手疗部位	步骤	选穴	方法
	手心	第一步	太渊	按法15次
		第二步	列缺	掐法15次
	手心	第三步	肺穴	摩法20次
		第四步	呼吸器官区	摩法20次

● 对症食疗

　　瘦菊豆枸杞汤：菊花10克，绿豆30克，枸杞子20克，红糖适量。将绿豆洗净，用清水浸约半个小时；枸杞子、菊花洗净。把绿豆放入锅内，加适量清水，大火煮沸后，小火煮至绿豆开花。然后加入菊花、枸杞子，再煮20分钟，加入红糖调味即可。

图书在版编目（CIP）数据

图解手足对症按摩一学就会 / 赵鹏，郑书敏主编
. -- 南京：江苏凤凰科学技术出版社，2020.5
ISBN 978-7-5537-5376-8

Ⅰ.①图… Ⅱ.①赵…②郑… Ⅲ.①手－按摩疗法
（中医）－图解②足－按摩疗法（中医）－图解 Ⅳ.
① R244.1-64

中国版本图书馆 CIP 数据核字 (2019) 第 200300 号

图解手足对症按摩一学就会

主　　　编	赵　鹏　　郑书敏	
责 任 编 辑	樊　明　　倪　敏	
责 任 校 对	杜秋宁	
责 任 监 制	方　晨	

出 版 发 行	江苏凤凰科学技术出版社
出版社地址	南京市湖南路 1 号 A 楼，邮编：210009
出版社网址	http://www.pspress.cn
印　　　刷	天津旭丰源印刷有限公司

开　　　本	718mm×1 000mm　1/16
印　　　张	15
插　　　页	1
字　　　数	280 000
版　　　次	2020年5月第1版
印　　　次	2020年5月第1次印刷

标 准 书 号	ISBN 978-7-5537-5376-8
定　　　价	35.00元

图书如有印装质量问题，可随时向我社出版科调换。